Heibonsha Library

健康問答

平凡社ライブラリー

Heibonsha Library

健康問答

平成の養生訓

五木寛之
帯津良一

平凡社

本著作は二〇〇七年四月、平凡社より刊行されました。

健康法は「これ一つ」ではダメ――はじめに

五木寛之

世の中には、

「これ一つで十分」

と、いうようないい方が結構あるものだ。

たとえば、

「玄米さえ食べていれば――」

とか、

「背骨の歪《ゆが》みをまっすぐに直すことで、万病が治る」

だとか、

「ありがとうの言葉さえ忘れなければ、すべてうまくいく」

とか、これ一つを大事にすれば、なにもかも解決するような話が少なくない。

私は、これは怪《あや》しい、と思っている。世の中というものは、そんなに簡単ではない。人間も、すこぶる複雑にできている。何十、いや、何百何千もの要素が入り組んで因果《いんが》関係を織りなしているのだから、「これ一つ」で、なにもかもがうまくいくわけがない。

民間療法などで、

「これ一つをやれば、すべて大丈夫《だいじょうぶ》」

というようなことを平然という人は、疑ってかかるべきだろう。

私たちの国では、古来、一筋《ひとすじ》の道、とか、一事を極《きわ》める、というモノラルな姿勢が尊重《そんちょう》されてきた。

「二君《じくん》につかえず」

と、いった言葉もあった。

「二兎を追わず」

ともいう。

とかく物事をシンプルに考えることが美徳だったのである。

「中道《ちゅうどう》」などという言葉も、誤解されやすい考え方である。

中道とは、右と左の、ちょうど中間ということではない。左右の距離を計って、ちょうどその二分の一の場所のことでもない。また両者をそれぞれ折衷《せっちゅう》して、どちらの要素も少しずつとり入れる、という折衷主義でもない。

右へぶれ、左へぶれしながらも、最終の針路は一定である、といった進み方が中道だ。いうなればスイングする生き方、とでもいおうか。

世の中のことは複雑である。そのすべてに目配りをすることは容易《ようい》ではない。右顧左眄《こさべん》して、どれも中途半端《ちゅうとはんぱ》になるというのも困る。むしろ一つに集中して徹底するほうがいい、という意見もわからぬではない。しかし、やはり「これ一つ」という考え方には、私は賛成できないのである。

数年前に「納豆騒ぎ」を起こしたテレビ番組も、やはり「これ一つ」の例である。納豆が体にいいことは、すでに常識である。しかし、納豆さえ食べていればスリムな体型が保てるかといえば、それは無理だろう。

メタボリック・シンドロームなどと、人を脅《おど》すような表現がはやると、だれもが痩せようとする。細ければ健康か、といえば、そうとは限らないのが、現実の複雑さだ。

スリムで病弱な人もいる。肥《ふと》っていて体調がいい人もいる。野菜が体に合う人もおり、肉食に向いている人もなかにはいる。

私の知人に、一日三食、ケーキだけしか食べない中年婦人がいらした。その後、すこぶる健康で喜寿《きじゅ》をむかえられたと聞く。

毎日、三時間しか眠らないという、まるでナポレオンの逸話を地でいくような元気な男性がいた。それはそれで、ご本人には向いた生活なのかもしれない。

世の中のことは、ほんとうはなに一つ、確実にわかってはいないのだ。現代の医学、栄養学、生理学、心理学など、すべての学問や理論も、人間でいうなら、まだ小学生の域にも達していないのではないか。

それを明快に割り切ったいい方をするから、おかしくなるのである。

経済の予測や、政治の行方《ゆくえ》など、そもそも当たるわけがない。大地震や、大物政治家の病気などといった不確定要素を、そこに加えることはできないからである。

そんな予測を入れると、学問ではなく占いになってしまうだろう。

しかし、天災も、交通事故も、病気も、確実に存在する。そして現実は、それらの予期せざる出来事に左右されることが少なくない。

要するに、

「これ一つ」

ではダメなのだ。といって、できるだけ多くの視点からものを見る、というのにも限りがある。では、どうするか。

せめて二つの立場から考えてみる、というぐらいが精一杯だろう。西洋医学も尊重するが、東洋医学も決しておろそかにしない。理論も馬鹿にせず、経験からくる直感も大事にする、といった月並みな姿勢だ。これが実際には、なかなかむずかしい。まして安易《あんい》に両者を折衷せず、中道という第三の道を探すとなれば、なおさらである。

それでも、私たちは「これ一つ」という、わかりやすい考え方に走るべきではないと思う。本書『健康問答』のなかでの私の疑問に、名医である帯津さんが、ときどき「どちらともいえない」とおっしゃるときがあって、とても信頼できる感じがする。

私たちが「これ一つ」に心を惹《ひ》かれるのは、心身が疲れているときに多い。つい気弱になってしまうと、スパッと断定的で簡単明快ないい方に、すがりたくなるのが人間である。牛乳は体に良いか、悪いか。良い牛乳もあれば、悪い牛乳もある。牛乳に向いた体もあれば、体質的に合わない人もいる。それを見つけるのは、当人の責任だ。

世の中のこと、「これ一つ」ではダメなのだ、と覚悟するしかない、というのが私のようやくたどりついた結論である。

健康問答●目次

第二章　健康常識の総チェック

第三章　現代療法の総チェック

第四章　ガン療法の総チェック

第五章　人気療法の総チェック

第六章　生き方死に方の総チェック

第七章 いのちと養生について

第一章

食養生の総チェック

Q1　水はたくさん飲まなければいけないのか

五木　ここ数年、専門家をふくめていろんな人たちが、水を飲め飲めとしきりにいいはじめました。水を飲めの大合唱です。脳血栓《のうけっせん》や脳梗塞《のうこうそく》、心臓病から高血圧予防、またダイエットのためにも、一日二リットルの水を飲みなさいと。飲まないと、大変なことになるという主張がある一方で、いや、水分の取り過ぎは体を冷やすからいけないと警告する専門家もいます。いったいどちらが正しいのか、私たちとしては悩むところです。ほんとうのところは、どうなんでしょう？

帯津　最近、ガンの患者さんは、いろいろな代替《だいたい》療法、民間療法に、みな詳《くわ》しいですよ。そのためか、お水をたくさん飲むという人が少し増えていますね。『病気にならない生き方』を書かれた新谷《しんや》弘実《ひろみ》さんも、あの本のなかで、一日二リットル近く飲むことをすすめていますね。彼の場合は、要するに水を飲んで循環を良くして、ということです。

血のめぐりや、リンパ液などの循環を良くするためだけのことで、果たして水をたくさん飲むことがいいのかどうか、一概にはいえませんけど。もともと、心臓や腎臓《じんぞう》に疾患《しっかん》のある人が水をたくさん飲めば、かえって負担がかかるので、良くないですね。だれでも飲めばいいというわけじゃないと思いますね。

五木　東洋医学では、「水毒」という考え方がありますね。『からだを温《あたた》めるとなぜ病気が治るか』の著者であり、医師である石原結実《いしはらゆうみ》さんは、排泄《はいせつ》されない水分が臓器のくぼみにたまって、それが体を冷やす原因になるから、水は余計に飲むなといわれる。それも一理あるな、と思うんですが。いまの日本人は、水太りだという説もある。

帯津　そうですね。

五木　以前から、水を飲む運動はありましたけれど、それは一種の実践行動みたいなもので、たとえば、滝に打たれたあとに、一升《いっしょう》ビンの水を毎朝飲むみたいいな。

帯津　ある種の浄化作用といいますか、修行の一環として実行しているグループはありましたけれど、飲まなければならないといわれだしたのは、ここ五年くらいでしょうか。

五木　どうして、急にいわれだしたんでしょう？　アメリカの健康法では、以前からいわれていたみたいですね。二十世紀最大の超能力ヒーラーといわれている、エドガー・ケイシーも、一日二リットル以上水を飲めといっているし、『病気にならない人は知っている』（ケヴィン・トルドー著）という翻訳本にも、水を飲めと書いてありますね。ただ、新谷さんの本には、食事の一時間前に飲むようにして、直前や食事中は飲むな、と注意ぶかく書いてあります。胃液が薄まるからといっていますけれど。

帯津　そうですね。しかし、水は飲めば飲むほどいいということは、ないと思いますよ。いまの人は、みんなペットボトルを持って歩いていますね。そして、ちょっとのどが渇《かわ》いたと思うと、すぐ飲みます。知らず知らずのうちに、昔より摂取量が多いと思うんですよ。われわれの若いころは、やたら飲まなかったですよね。

五木　運動中は絶対、飲ましてもらえませんでしたから、われわれの世代は。ところが最近は、マラソンでもテニスの試合でも、脱水症を恐れて、試合中もしょっちゅう水分補給をしている。あれが正しい飲み方だといわれて、ともかく、無理しても水を飲めといわれていますね。だけど、胃の悪い人にとって、生水《なまみず》は辛《つら》くて、そう飲めたものではないでしょう。

帯津　だから、なん度もいうようですが、飲めばいいとはいえないと思うんですね。ただ水を飲むことによって、たしかに血液の量は増えるし、循環も良くなるということはありますから、多少は効果があると思うんですけれど、あんまりたくさん、オーバーに飲むというのは、どうでしょうね。われわれの常識では、ちょっと賛成しかねますけれどね。

五木　水を飲むことに関して、みんなの頭によくはいるのは、いま血液がドロドロの人が多い、水を飲んでサラサラに薄めろという。ある有名な歌手の方が脳梗塞《のうこうそく》で倒れましたけど、彼はそれまで、水をあんまり飲まなかったという。だから血液がドロドロになって、脳に血液が行かなくなったと。そうならないためにも、たくさん水を飲もうという意見が、大きく取り上げられているようですが。

帯津　これも程度問題で、たとえば親が脳梗塞だとか、脳血栓の素因のある人が、いつも水気の少ない生活をしていたら、やっぱり脳梗塞の発作の発生率は、高くなると思うんですよ。そういう人は、少し多めに水をとるという努力をすることは、いいと思うんですが。そうでなければ、体の欲求にまかせて、飲みたいときに飲むというほうが、ごく自然だと思うんですね。

五木　要するに、のどが渇《かわ》いたら飲む。

帯津　ええ。

五木　そうすると、最終的には自分の体のアンテナを、ちゃんとシャープにしておけということですね。でもいまは、みんな無理して飲んでる。午前中に五百ccは飲んでおこうとか。午後二時まで、千ccはこなそうとか。しかし、一日何cc以上とりなさいといわれても、体重四十キログラムの人と、八十キロ、百キロの汗っかきの人とではちがいますよね。

帯津　そうなんです。ガンの患者さんで、水をとったほうがいいといわれて、もう貧血がきて、むくみがあるのに、必死で飲んでいる人もいますよ。そういう人には、私はちゃんと話してやめさせますけどね。とりすぎてはいけない人も、当然いるわけです。

五木　先日アメリカで、トイレを我慢《がまん》して水をどれくらい大量に飲めるか、というコンテストがあったんだそうですね。そこに出場した女性が、帰宅したあと自宅で亡くなっていたという話を聞きました。水の飲み過ぎが原因なのか、トイレを我慢したのが悪かったのか。やはり、水は本人の状況に合わせて、適当に、ということになるのでしょうか。

帯津　なんとも愚劣なコンテストですねえ。目指すところがわかりませんね。

死因は急性心不全でしょうが。とにかく、そんなに水を無理やり飲めば、循環血漿《じゅんかんけっしょう》量が急に増えて心臓と肺に負荷がかかります。胃も膨れあがって急性胃拡張の状態になるでしょう。そしてトイレを我慢することは膀胱《ぼうこう》が拡張します。胃にしても膀胱にしても臓器が急に拡張することは、反射的に低血圧を惹《ひ》き起こします。

さらに、トイレを我慢すれば腹腔《ふっくう》内圧が上昇し、胸腔内圧も、それにつれて上昇します。ちょうど怒責《どせき》の状態になるわけです。心臓と肺に対して、これだけの悪条件が急速に起こるのですから、たまったものではありませんね。

五木　自分の体の欲求を知るということが、いまかなりむずかしい。では、自分の適量を知るためには、どうしたらいいのかという問題があります。たとえば、朝起きたら、まぶたがむくんでいたとか、ふくらはぎが重いとかいう感じをもったら注意しなきゃいけない。入れるものと、出すもののバランスが悪くなると、余分な水分が体のなかに残っていることになり、そのままつづけると、水毒となって固まり、凝《こ》りや、体を冷やす原因になるという考えもありますね。

帯津　もちろん、むくみがどこかに出れば、それは摂取オーバーなんです。しかし、人間は予備力というものがありますから、むくみまでなかなかいかないので、むくみが出たときは、相当オーバーしているということですね。

そういう面で、なかなか気がつかないということがありますけれど、負荷がかかるのが、心臓とか腎臓ですから、やっぱり良くないと思うんですよね。生命に非常に関係のある臓器ですからね。

◎医者の結論◎

やみくもに、水を飲めばいいというものではない。体の欲求に応じて、のどが渇《かわ》いたら飲む程度でいい。ただし、脳血栓《のうけっせん》の素因のある人は、少し多めに水をとる。

Q2　冷たいビールは、ほんとうに体に悪いか

五木　ある雑誌の記事で、インドの伝統医療の、アーユルヴェーダのことが書かれていたんですが、それによると、風呂上がりの冷たいビールは、すごく体に悪い、もってのほかだという。また、あるとき知人が鍼灸《しんきゅう》に行ったんですね。脈を診《み》られ、体のツボを押され、あれこれ触診の結果、あなたは体が冷えきっている、まず冷たいビールは飲んじゃいけない、と先生にいわれてがっくりしていました。

その話を聞いて思い出したのが、中国の温《おん》ビールなんです。帯津さんは、中国へしばしば行かれるので、向こうで経験がおありかもしれないけれど、ビールを温《あた》めて出してくることがありますよね。

帯津　はい。

五木　やはり、冷たいものは、絶対に体には良くないんですか？

帯津　中国医学ではそうですね。体を冷やすというのを嫌うので、なんでも温かくする

んですね。

五木　中国医学では、人間の体質を、陰と陽に分類しますね。大雑把《おおざっぱ》にいうと、痩《や》せていて冷え体質の人を陰、ぽっちゃりしていて、暑がりタイプを陽と分けているようですが、その陰陽、両方とも、冷たいものは体に良くないんでしょうか？

帯津　中国医学の診断の基本は、「弁証《べんしょう》」です。証を弁じて、それに合った治療を行なうわけですね。治療のほうは「論治《ろんち》」といいます。

証とは、体全体の歪《ゆが》みですね。体全体の歪みを見つけるのが、弁証で、その歪みを正すのが、論治です。冷え症の人には、体を温めるものを、暑がりの熱証と呼ばれる人には、体を冷やすものを与えるというわけです。

ただ、そういった証にかかわりなく、中国では消化管を冷やすことを嫌います。中国医学では、消化管のことを脾胃《ひい》といって、脾を冷やしちゃいかん、という考え方ですね。脾を冷やすと、生命力が低下するというのです。だから、われわれが中国に行きはじめたころは、ほんとに温かいビールで、ビールが煮えているようでまずい。だから、よく冷やしてくれと注文しました。このごろは、さすがに大都会では、カンカンに冷えたビールが出てきますね。

五木　日本人の顔を見るともう、「きりっと冷えてるよ」といって出してくるようになってきました（笑）。私は昔から、あまり冷たいものは飲んだり食べたりしないんですよ。ビールはさすがに、グイと一口で飲むけれど、冷たい水なんかはゆっくり口のなかで温めてから、嚙《か》むようにして、のどに流すくせがつきました。

帯津　それはいいですね。急激に、脾《ひ》胃《い》に冷たい刺激を与えるのではなく、徐々に流しこむほうが、体が冷えませんね。

五木　そういえば、冷たいビールを飲まなくなった知人は、鼻水が止まり、口内炎が出なくなったといっていましたね。それも、冷え体質が、少しずつ変わったんでしょうか。

帯津　そういうことも、考えられるでしょうね。

まあ、ビールにかぎらず、冷たいものは体に良くないでしょうね。ビールもあんまりカンカンに冷やさないで、まあ多少冷えていないとおいしくないけれど、温《ぬる》めのほうが、体にはいいと思うんですね。

◎医者の結論◎

冷たい飲み物は体に良くない。ビールも冷蔵庫から出してすぐ飲むのではなく、少し常温にさらしておいて、冷気をとってから、ゆっくり飲むのがいい。

Q3　塩分は、あまりとらないほうがいいか

帯津　いま塩分は、あまりとらないほうがいいと、常識のようにいわれていますね。ところが、食事療法でガンを治すという、ゲルソン療法は無塩主義ですよね。マックス・ゲルソンという人がやりだしたもので、一時期、ガンの患者さんのあいだではやった方法で、いっさい塩分なしです。

五木　へーえ。

帯津　野菜だけ。煮た野菜、生野菜、ジュース、スープ。で、塩分なし。

五木　ほう。

帯津　メキシコに、ゲルソン病院というのがあるんですけど、そこでのやり方に日本の患者さんが興味をもって、ゲルソン療法をやる人が増えた時期があるんです。そのときに私は、ほんとにそうなのか、ゲルソン病院の実態を見てみようと思ったんです。自分で行けないから、うちの婦長をやったんです。一週間入院してきてくれと。一週間の入

院から婦長が帰ってきて報告を受けたら、いや、結論は当たり前なんです。いい人もいるけど、良くない人もいる。ですけど、わかったことは、逆に塩分は、やっぱり大事だということなんです。

彼女は三日目に、ものすごい頭痛に襲われた。クモ膜下出血かと思って心配したんだけど、どうもそうじゃない。これは塩分のせいじゃないかと思ったんですね。そういうときのために、彼女は塩昆布をちゃんと持って行ったんですね。塩昆布を食べたら、一発で治ったというんです。

だから塩分は大事なんですよね。よく塩分をとり過ぎるのは、血圧との関係で良くないといいますけど、たとえば、信州の人たちは、塩分をいっぱいとります。野沢菜にしてもなんでも、塩分ですよ。それでいながら、日本一の長寿県なんですね。

五木　なるほど。

帯津　一概に、塩分のとり過ぎは悪いとは、いい切れないと思うんですよね。『禅とはなにか』の著作で有名な仏教学者の鎌田《かまた》茂雄《しげお》先生と、私はちょっと縁あって、おつき合いしていたんです。東大の助教授のころですね。先生は九時ごろまで大学で仕事をして、終わるとサッと渋谷の居酒屋に行かれる。そこで一杯飲むんです。焼酎《しょうちゅう》を飲むんですけれど、つまみは、串に刺した豚の脂身《あぶらみ》で、おばさんが焼いてくれるんですね。焼きながら、粗塩《あらじお》をパパパッとかけてくれる。それが楽しかったとよくいっていました。私はその話を、旨《うま》そうだなと思って聞いていたんですけどね。

豚の脂身に粗塩なんて、養生《ようじょう》の人にいわせたら、いちばんの毒だよと（笑）。だけど、ものすごく旨そうでしょう。

五木　それは旨そうだな。

帯津　ねえ。だから塩分は、少しとり過ぎぎみのほうがいいんじゃないかと、私はいつも思っています。

五木　ふーん。私はある年のお正月に、NHKの「スタジオパークからこんにちは」という番組に呼ばれたんですが、そこへ、ネパールの岩塩を持っていったんです。きれいな袋にはいっている茶色の岩塩で、ヒマラヤの塩だから、何億年前の岩塩かもしれない。ヒマラヤ登山やトレッキングのとき、シェルパたちは、ものすごく重い荷物をしょって、過酷な坂を登って、息が切れるとポケットからなにか取り出して、ぺろっとなめるんです。それは何だと聞いて、友人がもらってきたのが、その岩塩なんです。私はそれを袋に入れて、旅行のときはいつも持ち歩いて、なにかあったときになめるんですよ。すごく強い、硫黄《いおう》の匂いがする。

帯津　色はきれいなんですか。

五木　茶色ですね。結晶もあるし、塩っ辛《から》いと同時に、なんともいえない、硫黄とか、変な匂いがするんだけれども、頭はスッキリする。動悸《どうき》、息切れ、めまい、そういうときになめる（笑）。向こうじゃ、ロバにもなめさせるんだそうです。それ以来、塩に凝《こ》って、いろんな塩を集めているんですが。

帯津　そうですか。

五木　シベリアのツンドラの下の岩塩とか、このあいだフランスへ行ったときにも、フルール・ド・セルという塩を買ってきました。ノルマンディーのほうでは、いまでも昔と同じ製法の塩田でつくっているそうです。塩田に海水をまいて、自然乾燥させる。その上に、また海水をまいて乾燥させる。そのうちに層ができて、一層、二層、三層となる。一層の上に被膜《ひまく》のように、ちょうど、湯葉《ゆば》のような薄い膜ができるんだそうです。その膜を集めて結晶させたのが、フルール・ド・セル。塩の花という。それを売っているんです。

「これはトマトにちょっとつけて食べると、応《こた》えられませんよ。普通の塩と全然ちがいます」といわれて、その気になって、五つくらい買いこんできたのだけれども（笑）。

そんな風に、世界中の塩をいろいろと集めてみました。それぞれやっぱりちがうんですね。お国柄《くにがら》で。私は、モンゴルの塩が気に入って、いまはモンゴルの塩で歯茎を磨いています。歯は磨かないんですが、指に塩をつけて、歯茎をこする。結構、口をゆすいでも塩気が残っていますから、塩分は相当とることになるでしょう。なんとなく、塩分は大事だと思っているんです。

帯津　そうですね。

五木　『正食と人体』（一倉定《いちくらさだむ》著）という、とにかく塩をとれという健康法の本があります。すごい健康法なんですが。

帯津　へーえ。

五木　高血圧の人も塩をとれ、ともかくなんでも塩をとれと。その人がやっている療法は、生卵の上に醬油《しょうゆ》をダーッとかけて、ドロドロにした、茶色のものを飲ませるんです。一発で効《き》くといって、ずっとやっていたそうなんです。私もその本を読んで、面白そうなので積極的に塩をとっていました。

あるとき、出版社の人に、「著者、最近どうなさっていますか？」と聞いたら、こないだ亡くなりましたという。それは塩分のとり過ぎかもしれないと思ってショックを受けたんですが、たしか九十何歳かで亡くなったという。それは大往生だと、あらためて感心しました。

私は、なんでもかんでも塩分はいけないというよりは、塩をとれという考えには共感するんですね。塩の道って、人間の最初の文明のルートですから。人間が生きる上で、塩と水は基本でしょう。だから塩は大事なはずですよ。

私はある程度、塩分をとったほうがいいと思っている。まったく一緒の考えですね。

帯津　私もそう思いますね。塩分の、あのピリッとした感じは、精神の高揚《こうよう》をもたらしますからね。

学生時代、下宿の近くにO君という高校時代の友人が、すでに結婚して一家を構えていたんですよね。よく深夜まで飲んでは、彼の家に泊めてもらったものです。下宿は門限がありますからね。翌朝、奥さんのつくってくれる朝食が、二日酔いぎみの胃袋に、じつに心地《ここち》良かったんですよ。いつも決まって、炊《た》き立ての白米のご飯に、塩鮭です。薄い鮭の切身を、塩で固めたという感じの塩鮭です。この旨《うま》さといったら、なかったですね。最後の晩餐《ばんさん》に、これは絶対にはずせないですね。

五木　旨そうですね（笑）。減塩醤油なんて、やっぱり味がちょっとね。とりすぎは良くない。でも塩は疲れたときになめると、体が温かくなってエネルギーが高まる気がします。

帯津　ええ、ほんとうですね。塩分なしの食事をつづけていると、顔色が橙色《だいだいいろ》に近い、茶色っぽい色になることが多いようですね。

五木　うーむ。とるべきか、とらざるべきか、むずかしいところだな。

◎医者の結論◎

塩分は生きる上で必要である。ある程度、意識的にとったほうが良い。

Q4　牛乳を飲むのは、いいことか悪いことか

五木　最近かまびすしい牛乳論にしても、牛乳そのものがダメだという人と、いや骨粗《こつそ》しょう症予防のために牛乳を飲んで、骨のカルシウムを補強しろという人と、両方あるわけですが、実際はどうなのでしょうか。

牛乳ダメ説には、牛乳そのものがダメ、つまり牛を育てる乳を人間が飲むのはおかしいという原始的な説と、ホモジナイズという製法が問題であるという説がある。昔の牛乳は、三日たつと腐ってヨーグルトになったが、最近の牛乳は十日置いてもなんともないじゃないか、それは不自然な牛乳だという説ですが、私には、後者の説のほうが説得力がありました。つまりホモジナイズ製法のものは、生の牛乳のなかに本来はいっている細菌が、全部死滅して、化学製品のようになっている。そんなものは飲まないほうがいいんじゃないか、という説ですから、ちょっと説得力ありますよね。

帯津　そうですね。

五木　昔は、ビンにはいってましたよね。牛乳ってものはかならず。それでまた、牛乳配達のおじさんが汚れた手で置いていくと、栓《せん》だけはずして、牛乳ビンに口をつけて飲んでました。

帯津　がんセンターの平山雄《ひらやまたけし》さんが出した、牛乳を飲むと胃ガンにならないという、あの疫学も、いま振り返ると、だいぶ問題があるらしい。私も若いころ、水代わりに牛乳を飲んでいたんですよ。

五木　そうですか。

帯津　ガンの予防にいいというから。牛乳好きだったし。ところが、『粗食のすすめ』の著者で、管理栄養士の幕内秀夫《まくうちひでお》さんと仕事をするようになって、考えが変わりました。彼、牛乳は認めないんですよ。私の患者さんが、どうして牛乳だめなんですかというから、幕内さんに聞いてみたら、「だってあれ、牛が飲むものでしょう」って、さっきの説を力説するんです（笑）。それで私は、飲まなくなっちゃったんですね。それから全然飲まないですよ。

五木　それも、素朴《そぼく》すぎる話ですね（笑）。私は昔から、牛乳をそれほど飲まないから影響がないけれど、一時期、胃潰瘍《いかいよう》、十二指腸潰瘍の人は、空腹時に牛乳を飲めとすすめられましたね。

帯津　はい、そうでしたね。

五木　そうしたら、アメリカのホリスティック医学（人間の病を、体、心、命の三位一《さんみいっ》体《たい》としてまるごととらえる医学）のカリスマ……。

帯津　アンドルー・ワイルですね。

五木　彼は、胃腸がおかしいときは、ミルクを飲むなといっていた。まったく正反対のことで、そのころから、牛乳に対する疑念が湧《わ》いてきたんです。

帯津　そうでしたか。だけど、牛乳が良くないという説も、体に良いという説も、ともにはっきりした科学的根拠（エビデンス）があるのではないと思います。日本古来の食習慣のなかにあったものではないので、多分に、その味が好きか嫌いかに左右されていると思います。おいしいカルシウムが補給されると実感する人は、飲んでもいいし、嫌な味だな、飲みたくないなと思う人は、飲まなければいいと思います。

五木　そう悪玉あつかいする必要もないし、過剰に効果を期待することもない、ということですね。

帯津　そう思いますね。

◎医者の結論◎

牛乳は無理して飲まなくてもいい。好きな人は、適量を飲んでいても問題はない。

Q5　肉は、魚や野菜より、ほんとうに体に悪いか

五木　牛乳のつづきで、つぎは肉について伺《うかが》いたいと思います。牛は、草を食べて筋肉をつくるわけでしょう。そうすると、菜食主義者の説も一理あるかなと思うのですが。つまり人間は、動物性タンパク質をとらなくてもいいんだという説ですが、これはどうでしょう。

帯津　菜食主義の人でも、スポーツの選手がたくさんいますものね。水泳のマレー・ローズという、昔、東京オリンピックのとき世界記録をどんどん出して、日本の山中毅《やまなかつよし》が、どうしてもかなわなかった男がいますけれど、彼は菜食主義者でしたね。菜食主義によって、肉食の人よりも体力が劣るということは、ないと思うんですね。ですが、感覚的には、私は疲れたときに肉を食べますね。ステーキ食べると元気が出るんです。

五木　なんとなく元気が出ますよね。不思議なもので、即効性があるんですよ。

帯津　ええ。

五木　ずいぶん前から、肉はいらない、魚のほうがヘルシーだという説が出てきました。そうしたら、最近は、いちばん汚染されているのは魚なんだという説が出てきた。週刊誌の記事では、カナダあたりでは一週間に一切れ以上魚を食べるな、という健康指針が発表されたというぐらい、きびしくなっているらしい。マグロなんか、とくにそうです。このあいだ、あるテレビ番組では、マグロにふくまれる水銀のことを考えると、そんなに食べるのは問題があると。でも、そうしたら人間は、いったいなにを食べればいいんですかね。

帯津　ほんとですね。

五木　肉や魚、牛乳に代わるタンパク源として、豆乳や大豆の摂取《せっしゅ》がすすめられているけれど、最近では、大豆もとり過ぎると良くない、納豆と豆腐を、一日で両方食べるのは良くないといっていましたが。なにを信用すればいいんでしょう。納豆と豆腐は、食べ合わせなんですか？

帯津　女性の場合は、卵巣《らんそう》内で、卵母《らんぼ》細胞をとり囲んでいる、フィトエストロゲンの作用ですね。まあ、とり過ぎると、エストロゲン（いわゆる女性ホルモン）の作用が明らかになってくる。普通にとっていれば、抑止効果になるわけですね。本来のエストロゲンがくっつくのを、フィトエストロゲンが邪魔をして、かえっていいわけなんです。けれども、エストロゲンにはちがいないから、あんまりとると、エストロゲンとしての悪い影響が出るんでしょうね。

五木　やはり、ものごとには、「適当」というのが大事なんだなあ。

帯津　ええ。偏《かたよ》るのが良くないんです。やっぱりね。

五木　「中庸《ちゅうよう》」というのは、平凡だけど、じつに深い言葉ですね。私はほんとにそう思う。偏るのは良くないというのは、ほんとにそうですね。だから私は、肉は食べないというのではなく、体が欲《ほ》しがるときは、ある程度食べて、ほかの食事の量を減らすようにしています。

帯津　それが、いちばんいいのではないでしょうか。さっきお話に出た幕内秀夫《まくうちひでお》さんは、肉ははっきりいって、あまり体のためには必要ない、心のため、生きている楽しみのために食べるんだから、外で食べる、といっています。ほんとうに旨《うま》いものを食べるときの喜びは、自然治癒力を爆発させます。だから、食材の不利を補《おぎな》って、余りあるものがあるんです。

◎医者の結論◎

肉はやたらと食べるのではなく、体が欲《ほ》しがるとき満《まん》を持《じ》して、ときめいて食べよう。

Q6　健康のため、一日三十品目食べなければいけないか

五木　政府は、健康維持のため、いろいろなものを、まんべんなく食べなきゃいけない。一日、三十品目の食材を食べなくてはいけないとかいっています。でも、偏食をするのは、自分の体のなかの、こういうものを食べたいという、内なる声を聞いているからでしょう。ほんらい人間は、それぞれに偏食なので、体の欲するものを食べていればいい、という説もありますが。

帯津　私も、それでいいと思うんです。貝原益軒《かいばらえきけん》の食養生法は、「好《す》けるものを少し食べよ」という。好きなものを飽食するな。それだと思うんですよ。

また中国医学でも、「自分の好きなものを少しだけ食べる食生活」をすすめています。好きなものというのは、体が要求しているんですから、いいわけです。それをいいからといって、飽食しちゃっちゃまた良くない。そういうことで、偏食というのも決して悪くないと、私も思いますね。

五木　評論家の石垣綾子《いしがきあやこ》さんは、ものすごく元気な方でしたけれど、朝からステーキを食べているると書いていましたね。食通で有名な作家の小島政二郎《こじままさじろう》さんは、晩年になっても、鰻《うなぎ》とステーキをバリバリ召し上がっていた。また作家の埴谷雄高《はにやゆたか》さんの家にうかがったとき、廊下に鰻重の箱が山のように積んであって驚いたんですが、いま、これしか食っていないといってました。晩年、そういう風な食生活を送っていらしたんですね。

年をとると、なにか、鳥の餌のようなものを食べているほうがいい、という説があるけれども、そうともかぎらない。

帯津　ええ。私も、生野菜が嫌いで……。

五木　あ、そうですか。

帯津　せっかくステーキがおいしいのに、生野菜を食べると、なんだかがっかりしちゃうんですよね。だから、野菜を残しちゃうんですけど、良くないとまわりからいわれていますよ。野菜を食べないとガンになるって、脅かされるんです（笑）。それでも、好きでないものは、好きでないですね。

五木　生野菜って、あまりおいしくないですか、やっぱり。

帯津　ええ。アメリカ人は食べますけどね。幕内秀夫《まくうちひでお》さんにいわせると、生野菜を食べたがる人は、じつはドレッシングやマヨネーズをかけたいからだ、といってますね。
五木　なるほど。ただ、生野菜信奉者は、生野菜には野菜のエネルギーがそのままあるけれど、火を加えちゃうと、そのエネルギーが全部なくなるからといっていますね。そういうことは、科学的に証明されているのでしょうか。
帯津　科学的根拠《エビデンス》があるというようなことは、いえないでしょうね。
五木　やっぱり。科学的といっても、栄養学の科学は、その計る基準というのが、私にはどうも信用できないところがある。いろんなものを考えなきゃいけないのに、それが考慮されていないんですから。
帯津　そうですね。自分の体験も大切です。健康にいいか悪いかを考える場合、これで私は元気にしていられた、というような経験も大切ではないでしょうか。
五木　イワシの頭も信心から、という（笑）。生野菜は体にいいんだと思って食べている人には、いいかもしれない。こんな嫌なもの、と思って食べているよりは。
帯津　ええ。
五木　そういうことが、人間の体に影響するというのは、ありますね。好んでやるとか、その意義をわかってやるとか。

帯津　影響しますね。気持ちの問題というのは、大きいですから。

五木　確信をもつということは、すごく大事だと思う。心頭滅却《しんとうめっきゃく》すれば火もまた涼し。実際に、行者さんなんかで、真っ赤に焼けた鉄の棒を握ったり、インドでは、ヨガの行者が舌に釘《くぎ》を打ちこんだり、いろんなことをするでしょう。あれもやっぱり、その人の気持ちだと思うんですね。痛くないんだと思いこめば、痛くないという。そういうことがあるから、健康の上で、気力というのはすごく大事だと思います。

帯津　そういうことですね。

五木　食材は、まんべんなく、たくさん食べなければいけないという話に戻りますが、非常に単純な食事しかしていない人たちがいますよね。チベットでは、トウモロコシの粉を羊の乳で溶いて、それを焼いて食べるだけとか。モンゴルなんかもシンプルですね、比較的。

帯津　ええ、そうですね。

五木　粉をバターで練《ね》って、それを朝昼晩食べる。どうして、それだけで健康が保てるのか。また、昔からイヌイットの人たちは、野菜をいっさい食べないで、肉だけでやっていたといいます。ところが日本では、ある時期から、十二種類の食材をそろえなきゃいけないという話が出てきて、結構、十二種類、十二種類って凝《こ》っているんですよ。そして、いまはもっと多いですよね。

帯津　ええ。がんセンターの指針は三十品目ですね。

五木　もともと、がんセンターのすすめですか？

帯津　国立がんセンターがすすめる、ガンを予防する食事は、三十品目くらい食べろというものです。そうすると発ガン性のあるものが混じっていても、薄まると考えたわけです。

五木　なるほど。リスクを分散させる。

帯津　そうなんですね。だけど、考えようによっては、発ガン性のあるものが増える可能性もありますよね。

五木　そうですよね。あれこれと出せば。財産三分法と一緒で、証券と土地と現金とに分けろ、とよくいうじゃないですか（笑）。いまは、そのほかに選択肢が多くて、十種類くらいあるわけか。でも、十種類くらいあるということは、一つで失敗しても傷は少ないけれど、多様な失敗をする可能性も出てくる。

帯津　そう、そういうことになるんです。同じことですね。

五木　それはちょっと、面白い論理ですね。リスクの分散は、またその分のリスクを背負うことになる。

帯津　ええ。

五木　しかし、モンゴルやチベットでは、あの単純な食事だけで、生命と健康を維持している。ビタミン剤を補給するわけじゃない。サプリメントを飲むわけじゃない。当然、長命ではないと思いますが、それでも力はあるし、シェルパなんかでも、よく高山を、荷物を背負って動きますしね。多食に慣れきった日本人がモンゴルに行くと、例外なく食事が辛《つら》かったといいます。

帯津　食事といえば、有名な話がありますね。人力車を引く人は、ご飯だけ食べている人のほうが、非常に耐久力があるという。

五木　そう。最近はスポーツ選手が、サッカーでもなんでも、試合の前は炭水化物、つまりパスタとかご飯ばっかり食べるという話も聞きました。昔は、試合の前に肉類を食べるという人がいて、甲子園では豚《トン》カツ、つまり縁起もかついで、朝からカツを食べるというのがあったけれども、最近では、お米、パスタ、こういうものがエネルギーのスタミナを維持するためにはいい、という説も出てきているらしい。

ですから、人力車を引く人はご飯、というのもわかるような気がしますね。昔の農村の食事って、おみおつけと、漬物と、ご飯だから。

◎医者の結論◎

一日、三十品目食べなければいけないという、栄養学的な根拠はあいまい。基本は好きなものを食べること。こだわる必要はない。

Q7　朝食抜きの生活は、ほんとうに体に悪いか

五木　同じ食事の話ですが、人は一日、三度食べなければいけないものですかね。
帯津　これも、いろいろですね。
五木　いろいろですよね。
帯津　たとえば、私がときどき講演に呼ばれたりする、長野県の飯綱《いいづな》高原にある、ホリスティック・スペースの「水輪《すいりん》」という施設では、二食なんです。朝十時ごろと午後六時ごろですね。それは体験的にそうなっているんですけれど、私も水輪で生活しているときは、それでちょうどいいですね。
　朝十時の食事のときは、玄米と野菜なんですね。夕食は、私の場合、酒を飲んで、ステーキなんか食べます。
五木　えーっ（笑）。
帯津　私には、それがちょうどいいんです。どうも夜、食べ過ぎるきらいがあるから、

朝のうちはあっさりしたもので、しかも少なめに……。「先生、食べませんね」なんて、患者さんたちからいわれるから、「いや、私はふだん少食なんだ」と、冗談をいっているんですけどね。

五木　でも、これは大問題ですよ。最近は、食育ということがいわれはじめて、国までが学校の教育方針に加えています。たとえば、母親が子どもに朝飯をつくって食べさせないから、不良ができる。だから朝食をつくって食べさせなさい。こういうことというじゃないですか。しかし、子どもは、朝ご飯を食べるべきか、食べるべきでないか。

江戸時代までは、二食だったという説が大きいですね。禅のお坊さんは、みんな血色がよくて、筋骨隆々《きんこつりゅうりゅう》としているけれど、二食なんですよ。つまり早朝と午後。夕方以降はほとんど食べないし、食べるときは朝昼の残り物を、ちょっと雑炊《ぞうすい》のようにしてつまむくらいで、基本的には二食です。夜は、胃を空《から》にしているみたいですね。

帯津　体調は、やっぱり、少食のほうがいいことはまちがいないですね。だけど、ほかに楽しみがないものですから、私なんか夜、一杯飲むのが楽しみで、そうするとよけい食べちゃうんですね（笑）。これはもうやむを得ないと思っています。

五木　私なんか、午前二時に焼肉屋に行きますから（笑）。

よく、お腹に食べ物があるあいだは、食べないほうがいいとか、体を飢餓状態にすると、それまで眠っていた細胞やなにかがはたらきだして、生命のポテンシャルが上がるから、朝食は抜いたほうがいいともいいます。

一方、食育、食育といっている人たちは、朝食を抜くと頭に血がまわらない、頭がはたらかないから、かならず家庭でちゃんとご飯を食べさせなさい、と主張してゆずらない。朝食抜きを、罪悪のようにいいますけど。

帯津　ちょっと、ヒステリックですね。

食育というのは、食べ物を産み出してくれた大自然に感謝し、食べ物を粗末にせず、大事にする心を植えつけることではないでしょうか。

私たちが子どものころ、第二次大戦後の物資の窮乏《きゅうぼう》期には、それは食べ物を大事にしたものです。

ところが、いまはどうでしょう。食べ物はいやが上にも豊かになり、飽食の時代です。しかも、流通経済の優先は、夥《おびただ》しい種類の食品添加物をもたらしました。大自然との接点が失われてきました。

こういう時代だからこそ、母親が食に対する、自分なりの理念をもって、しっかりと子に伝えていかなくてはならないのではないでしょうか。

五木　私の知っている女子医大の先生が、子どもには朝食は食べさせないで飴玉《あめだま》をあげなさい、脳にエネルギーを補充するんだったら、それがいちばん効《き》くといっていました。

帯津　それは、あってもいいでしょうね。

五木　だって食事では、消化して糖分に変えて脳へ送るまでに、時間がかかりますもの。そう簡単に、脳を活性化するわけにはいきませんよ。それなら、飴玉をなめたほうが早いという。

帯津　でも、朝飯というのは、私は好きですね、ほんらいは。

五木　まあ、温泉なんかに行って、おいしいご飯と、味噌汁と、塩鮭と、卵焼きが出てくると嬉しいですよね。あれはいいなあ。最近は、あまりお目にかからなくなったけれど。

帯津　そうですよね。だから朝飯は、日常的にあったほうがいいと、私は思うんですけどね。またまた引合いにだしますが、幕内秀夫《まくうちひでお》さんは、朝食抜きよりも「中途半端《ちゅうとはんぱ》な朝食」が体に悪いといってますね。「中途半端な朝食」では、お昼までお腹がもたないから、スナック菓子を食べたりしてしまうでしょ。

五木　うーん。ただ幕内説では、一日に食事を規則正しく取るためには、就寝と起床を規則正しくやらなければいけないらしいですよね。規則正しい生活をしないと、規則正しい食事はとれないですから。

帯津　ええ。

五木　ところが、規則正しい生活をしている人は、海外旅行をするとよくわかるけれども、実際に、旅先では時差に弱い。もうがたがたになりますね。ふだんとリズムが一変するわけですから。これはどうなんだろうな、と思います。

一生ずっと、規則正しい生活をつづけていける、まあ学者のような方とか、公務員のような人とか、それはそれでいいけれども、現代人というのは、外的な事情などで相当不規則な生活を強いられていますから。

帯津　ええ。そこが悩みどころですよね。

五木　そのなかで、ポーカーやりながら食べていたサンドイッチは、トランプ遊び好きが発明したといわれるくらいだから、さぞかし不規則的な生活の産物なんだろうと（笑）。私は、食生活に関しては、ほんとうにもう、むちゃくちゃ、不規則のリズムという感じです。これは、ほんとうにむずかしいですね。

◎医者の結論◎

空腹を感じていたら、朝食はとるべきだろう。無理して食べることも、無理して飢餓状態をつくることもない。

Q8　酒を毎日飲むのは、ほんとうにいけないのか

五木　お酒はどうですか？　休肝日《きゅうかんび》をつくれと、よくいわれますが。
帯津　お酒も、それこそ適量なら、毎日飲んでいてもいいと思うんですね。
五木　ほーう。
帯津　だから私は、ガンの患者さんでも、もともとお酒が好きだった人には、むしろすすめています。免疫療法の新潟大学教授・安保徹《あぼとおる》さんの理論にものっとっているし、リラックスするというのは、いいことですね。
五木　なるほど。
帯津　病気とつき合っていても、やっぱり一日のサイクルがありますから。夕方ホッとして、今日も終わったと一杯飲む。これはいいと思うんですよね。体のなかが温《あたた》まりますし、また、リンパ球が増えてきたりします。
今日も、ある患者さんに、奥さんが絶対お酒をやめさせようとしているので、飲んだ

ほうがいいですよ、といったんです。奥さんが、「じゃ、どのくらいならいいですか」と聞くので、「どのくらいと決めなくていい。こういう大病をした人は絶対に、乱暴なことはしません。放っておいたって、ちゃんと適量を飲むものです。愛着を持って飲むから、かえっていいんです」といったら、その旦那さんが、握手を求めてきました（笑）。

五木　フランス人は、ほんとうによくワインを飲むでしょう。最近も、取材旅行でつくづく感じました。こちらは忙しいから、お昼ご飯は軽くサンドイッチとクロックムッシュくらいですませようと思っても、テーブルにワイングラスをポンと置かれちゃうんです（笑）。

それくらい、フランス人はワインを飲むけれど、フランスはヨーロッパでは、長寿率が高い国なんです。先進国では、日本に次いでの長寿国だといっていました。ポリフェノールがいいんだという人もいるんですよ。いろんな説があるんですけれども。でも、お酒を飲んで長寿という人はいっぱいいるし、横山大観《よこやまたいかん》みたいに、ご飯を食べずに、日本酒だけ飲む人もいた。

積極的に、お酒を飲めということはないけれども、適量を飲む分には、むしろいいんじゃないかとお考えですか？

帯津　むしろ、病気と共存している人は、それによって一日のアクセントになるし、楽しみができるから、いいですよ。
五木　これはしかし、良い酒飲み、というのにかぎりますね。お酒を飲んで絡《から》んだり、愚痴《ぐち》をこぼす人は、良くないと思うんですが。
帯津　まあ、それはそうです。でも本人にとってみたら、いいんじゃないですか。一緒に飲むのはよくないけれど。
五木　本人にとって、いいかなあ。
帯津　だから、晩酌程度でやめればいいと思うんですよ。
五木　口が軽くなって、ニコニコと、明るくなるぐらいのほうがいい。
帯津　そうですね。今日はこれだけだからと、大事に大事に飲むという気持ちが、いいんですよね。
五木　休肝日を、四十八時間つくらなきゃいけないなんて、よくいわれていたけれど、それはもう、あまり意味がないんですか。
帯津　私は、お酒は体にいいと思っていますから。お酒は養生法《ようじょう》の一つですから、一日たりとも休んではいけないと、こういうんですけれどね（笑）。

五木　つづけたほうがいい。

帯津　ええ、つづけたほうがいい。

五木　なるほど。肝機能の数値が、たとえ悪くなってもですか?

帯津　私、γ《ガンマ》-GTP《ジーティーピー》が高いんですよ。このあいだも、患者さんがγ-GTPがなかなか下がらないと悩んでいたんで、「オレなんかもっと高い」といったら、すごく安心していました。

五木　そのためにも、休肝日はつくらない(笑)。

帯津　いえ、そういうわけではありませんが、ケガの功名《こうみょう》というところですかね。

一日、目いっぱい働いて、ほっとするひとときの代償と考えれば、γ-GTPの多少の高値も、許《ゆる》されるのではないでしょうか。

◎医者の結論◎

酒は体にいいと思っているので、欠かさず飲んでいい。ただし、飲み過ぎないこと。

Q9　コーヒーは、体にいいのか悪いのか

五木　コーヒーのカフェインは、どうでしょう。

帯津　コーヒーは、最近、評価されていますよね。

五木　いろんな説がありまして、コーヒーは良くないという人も、いまだに非常に多いんです。

帯津　ええ。

五木　だけど、最近は、コーヒーは体にいいという説も出てきた。コーヒー業界が、バックアップしているということもあるんじゃないのかな（笑）。

ともかくコーヒーは、非常に古くから、人類に薬として使われていますね。

そもそもアラブ・イスラム圏から、薬として発生しているわけです。だから単なる嗜《し》好品《こうひん》ではない。私もコーヒーの香りが好きなので、コーヒーを淹《い》れて、すぐには飲まずに、鼻のあたりまで持ってきて、匂いをかいだだけで、もういいなと思うんです。だけ

ど、それだけではもったいないから、つい飲んじゃうんですね。飲まずにお金を払って帰っちゃうのも惜しいから（笑）。

帯津　そうそう。最近では、ガンの予防にもいいという説も出てきていますし。

五木　へえー、そうですか。

帯津　血液をさらさらにするとかね。

五木　コーヒーは、体を冷やすから良くない。紅茶のほうがいい。生姜《しょうが》や黒砂糖を入れて飲むと、体が温《あたた》まるから、紅茶を飲みなさいとすすめる人もいますね。私はときどき蜂蜜を入れて飲むんですけれど。コーヒーにレモンを入れると旨《うま》いですよ。私の勝手な飲み方ですが。

帯津　両極端がありますよね。それは、どんな研究でもありますから。コーヒーは長いあいだ、世界中で愛飲されていて、それほどの問題はないようですから、まずは安全な嗜好《しこう》飲料と考えてよいでしょうね。もっとも大量にとれば、なんらかの害があるようですが、これは、どんなものにもいえることで、とりあえずは論外といってよいでしょう。

コーヒーといえば、なんといってもカフェインです。カフェインは交感神経を刺激し、血液の循環をよくし、疲労を癒し、頭脳のはたらきを活潑《かっぱつ》にしたり、消化液の分泌《ぶんぴつ》を促《そく》進《しん》したりしますから、基本的には健康に良いと思います。

たしかなことはこれだけですが、先にもいいましたように、制ガン効果や、血液をさらさらにする効果もあるとすれば、心強いですね。

五木　まあ、コーヒーの飲み過ぎはもちろんいけないでしょうけれど。胃が荒れるような気もするし、カフェイン中毒も、なんとなく気になるし。

帯津　ガン予防とかと考えずに、気分転換のため、嗜好品として飲むのがいいのではないでしょうか。

五木　そういうことなんでしょうね。

◎医者の結論◎

コーヒーは、嗜好品として適量飲むなら良い。

Q10　緑茶はガンを予防するか

五木　緑茶の成分のカテキンが、ガン予防になるといわれていましたが、最近の新聞に、お茶を飲むと喉頭ガンなどになるリスクが高くなると、出ていました。これはどうなのでしょう。いったい、なにを信じたらいいんですかね。

帯津　そうかもしれません（笑）。そうかもしれませんっていうのは、埼玉県立がんセンターが、お茶がガンの予防にいいといったのは、七、八年前でしょうかね。

五木　ほう。がんセンターが、いい、といったんですか。

帯津　いい、といったんですよ。ポリフェノール、カテキンがね。だけど、そうじゃないんだという説がまたすぐ出てきた。ほんとうのところ、よくわからないんですね。まあ、いつも両方あるんです。つまり検査をするとき、先入観というものもありますから、そのことに、結果が左右されることもあるんです。

五木　これも、時と、場所と、人によるんですね。新谷《しんや》弘実《ひろみ》さんは、お茶をあまりすすめていなかったようですね。

帯津　そうですね。胃に対しては、良くないといっている。ただそれも、なにをもってリサーチするかで、ちがってくると思うんですよね。

五木　なるほど。

帯津　疫学《えきがく》的な調査が基本だとすると、疫学の手法によってちがってくるんです。だからやっぱり、こういうのは、あんまり断定的なことはいえないというのが、ほんとうだろうと思うんですよね。

五木　断定的には、いえないですね。自分の感覚で、良くないと思ったらやめる。

帯津　そうですね。

五木　医学は、いまだ発展途上国であるという風に、医師自身が認識してもらわないと。あるリサーチの結果というのも、今日ひとつ断定しても、それが明日には覆《くつがえ》されるほど、危ういものだということを、医師は常に忘れないで発言して欲《ほ》しいですね。

帯津　耳が痛い（笑）。

五木　もう完全に、ひとつの真理のように思っているのが、まちがいなのではないでしょうか。

帯津　ほんとうに、そうですよ。

五木　昨日までの意見が、今日もう全然、ガラッとちがったり。

帯津　だから、医者も患者も、断定できない世界があると思って、ちょうどいいんですよね。万能の療法というのは、いまのところないんですから。

五木　それを、みんなあまりにきっぱりと、テレビの健康番組なんかで断定するから、おかしなことが起こるんですね。

ココアがいいというと、ココアが売り切れになり、納豆がいいというと、納豆があっという間に品切れになる。しかも、そのリサーチ結果が捏造《ねつぞう》されていたという、信じられない事態が起きています。どんな食材であれ、薬であれ、効《き》くか効かないかは、まったく個人差があるということを、しっかりと認識していなければなりませんね。

◎**医者の結論**◎

緑茶がガン予防になるかは、なんともいえない。緑茶にかぎらず、食品の効《き》き目に関する医学的根拠はあいまい。効果をあまり期待しないで楽しんで飲むほうが良い。

Q11　アルカリイオン水は、ほんとうに体にいいか

五木　水に関しても、いま、アルカリイオン水は体にいいといわれていますけれど、胃にとってみたら、ほんとは弱酸性がいいんでしょう?

帯津　それも、いろいろあるんですよ……。じつは先日、幕内秀夫《まくうちひでお》さんに聞いてみたんです。「水のことを、自分はよく知らないんだけれど、幕内さんはどう思う?」と。そしたら彼も、「いや、あれはわからない」というんです。

つまるところ、水は水ですから、あまりアルカリとか、酸性とかに分ける必要はないと、私は思うんですね。要するにあまりいろいろ加工したりしない、エントロピー（乱雑さの度合）からいえば、いちばん低い、自然の湧《わ》き水がいちばんいいと思うんです。

五木　ふーん。

帯津　いまの患者さんは、枕元《まくらもと》にみんなそれぞれ、体にいいという評判の水を置いてあるんですよ。

五木　そうでしょうね。

帯津　たとえば、日田《ひた》の天領水《てんりょうすい》なんていうのが多いですよ。大分県の日田の森の天領水などは、これでガンが治るという話が広まっています。それで治ったかどうか、ちょっと私には、記憶がないんです。でも自然のものですから、アルカリイオン水とかいうよりは、いいと思っているんですけどね。水を電気分解すると、マイナスに荷電したアルカリイオン水と、プラスに荷電した酸化水が得られるわけですねえ。

アルカリイオン水には、抗酸化作用があって、老化防止などに役立つといわれているし、酸化水には、抗菌作用や収斂《しゅうれん》作用があって、化粧水として用いられたり、アトピー性皮膚炎の治療に用いられています。その効果を否定するものではありませんが、電気分解すれば、エントロピーとしては増大するわけで（二八八頁参照）、エントロピー問題から考えれば、天然の水のほうが良いように思えるのです。

一方、水道水は、いろいろな添加物がふくまれているから、エントロピーとしては高いといえますね。できれば避けたいですねえ。

五木　なるほど。ただ、みんな健康法というと、要するに、簡単で手軽なものが流行《はや》るんだな。

帯津　そうですね。

五木　いまの水道の水は、たしかにまずくて、安全といい切れないところがある。しかし、店頭に並んでいる波動水だとか、ナントカ水というのも、飲めばたちまち健康になるというものではない、ということですね。

帯津　そうですね。幕内さんは「〇〇水」といった魔法の水の類《たぐい》は、みんなウソだと思っていいといっています（笑）。

五木　そうですか。さっき湧き水がいいとおっしゃったけれど、何年か前、その自然の湧き水が上流で汚染されていて、有害物質が検出されたなんてこともありました。

帯津　そうでしたね。家庭では、あまり高くない浄水器を蛇口《じゃぐち》につけておく程度で、そう神経質にならなくてもいいんじゃないですか。

五木　神経質になったところで、いまの時代、完全に安全な水なんて、手にはいらないんですから。

◎医者の結論◎

アルカリイオン水の効《き》きめは、軽々しくは断定できない。水は大事だけれども、水だけで病気が治るわけではないから、あまり神経質にならないほうが良い。

Q12　玄米食は、究極の健康食だろうか

五木　最近、白米を食べる人は、なにか野蛮人みたいな目で見られる感じがするんです。マクロビオティック（その土地土地が産する、旬の食材による食養生法。原則的に肉を排除する）とか、発芽玄米や、十穀米などを炊《た》き合わせるのが健康に良いというわけで、一種のファッションのようになっています。

歌手の美空ひばりさんが、玄米療法に凝《こ》って、玄米さえ食べていればいいといわれて、それだけを食べつづけたという噂《うわさ》も、ちょっと可哀想《かわいそう》な気がしています。玄米はいいかもしれない。たしかにいいだろう。でも、これ一つではダメというのが、私の説なんですよ。

帯津　たしかに、そうです。いまガンの患者さんは、玄米菜食党が多いんですよ。幕内《まくうち》秀夫《ひでお》さんも玄米菜食はすすめますから。でも、それだけだと、やっぱり息が詰まってくるというか、ときどき私は、肉を食べたり、カツ丼を食べたりしろというんですね。そ

でパッと喜ぶ気持ちが出てくる。それがいいんですよね。ずっとカツ丼を食べていると、喜びはないでしょう。

五木　それは良くない。

帯津　ふだん玄米でいて、ときどきカツ丼を食べると、パッと喜ぶ。これがいいんですね。

五木　パッと喜ぶというのは、その人の命が喜んでいるんですよね。帯津さんのおっしゃることって、ものすごく人間的で、ほんとうにそうだと思います。そのへんが、いちばん大事なところじゃないかと痛感させられます。

と同時に、いま日本人は、いろんなものにすぐ飛びついて、とくにテレビ番組でなにかがいいというと、すぐに信じちゃうけれども、そういうものではないということを、やっぱり力説しなきゃいけませんね。ほとんどのことが、まだよくわかっていない。

帯津　ええ、ほんとうですね。食というのは、一生の問題ですから、長いスパンで研究しないとだめでしょう。これが、なかなかむずかしいんですね。だから、ある集団を対象にして、病気の原因や発生条件、健康状態などを統計的に調べる、疫学的手法に頼ることになるんです。

五木　玄米菜食、マクロビオティックといえば、日本よりはアメリカのほうが盛んで、それが日本に逆輸入されたような印象をもっているんです。歌手のマドンナやハリウッドの女優さんたちのあいだでブームになって……。

帯津　そうですね。アメリカのマクロビオティックの親分が、久司《くし》道夫《みちお》さんなんですが、彼と先日対談したんですけれど、とても面白かったですね。彼は、玄米菜食のこともいうけれど、呼吸法がすごく大事だといっているんです。

五木　ほう。アメリカのマクロビオティックを一躍有名にしたのが、ドクター・サティラロが書いた体験談で『がん——ある「完全治癒」の記録』ですね。前立腺ガンの全身転移を、マクロビで治したというノンフィクションですが、その後、この人が亡くなったというので、一時期マクロビ・ブームが下火になった……。

帯津　ええ。私も噂《うわさ》として、その話を聞いていたので、対談のときサティラロさんはどうして亡くなったのか、久司さんご本人に聞いたんですよ。

五木　ええ、どうだったんですか。

帯津　サティラロさんは、狭心症で死んだというんです。狭心症というのは、そう簡単に死なないんですけれど。まあ心筋梗塞《しんきんこうそく》だったのかもしれません。最後は玄米菜食から離れて、あまり久司さんのところへいらっしゃらなかったというんですね。私のところにきてくれていれば、そんなこともなかったのにと残念がっていましたよ。

五木 そうですか。玄米菜食に極端に凝《こ》っている人について、私はひとつの印象というか、偏見をもっていたんですよ。なにか青白い顔して、深刻そうで、神経質というか。まあ修行僧みたいなイメージで、あんまり人生楽しそうじゃないと（笑）。

帯津 そうです（笑）。実際やっていらっしゃる方を多く診《み》ますが、おっしゃるとおり、青白い顔をして、あんまり笑わないんですよ。ところが、久司さんと会ったら、青白くないし、テカテカして、顔の色艶《いろつや》がものすごくいい。そしてよく笑うし、大きな声でよくしゃべるんですよ。とても、八十歳とは思えないくらいお若いんです。

五木 そうですか。久司さんのまわりの、マクロビオティック信奉者の方はどうでしたか。

帯津 久司さんの秘書の方は、やっぱり青白い顔をして、私と久司さんがゲラゲラ笑ってても、そばで全然笑わないんです（笑）。

五木 それは、個人の性格のちがいなのかどうなのか（笑）。ただ、玄米がいいといわれても、胃腸の弱い人は、胃に負担がかかりすぎるし、下痢《げり》をする場合もありますね。

これも個人によってちがうのかな。

◎医者の結論◎

玄米菜食は、一つの思想である。その思想に共鳴し、おいしく食べられる人がつづければいい。そして、飽《あ》きてきたら、ときどき休む。

第二章

健康常識の総チェック

Q13 体は温めたほうがいいか

五木 いま、低体温ということを問題にする医師の方が増えていますね。肩こり、便秘、腰痛、生理痛から高血圧症、ガンにいたるまで、平均体温が三十五度台の低体温が、体を悪くする原因だと。だから体を温《あたた》めて、体温を一度上げるだけで、白血球のなかのリンパ球の数がグンと上がり、病気をやっつける免疫力がアップするということがいわれています。つまり体を温めることをすすめていますが、いかがでしょうか？

帯津 それはだいたいは、まちがいないでしょうね。

五木 そうですか。しかし、そうすると、昔は健康の秘訣というのは薄着でした。厚着ほど良くないと、私たちはいつもいわれていたでしょう。厚着は風邪《かぜ》の元とか。

帯津 そうなんですが、あれは、ある負荷をかけて、体を鍛《きた》えるという意味もあるんじゃないかと思うんですね。私も、薄着のほうが好きですけどね。

五木 とすると、ふだんは体を温かめに維持したほうが、やはりいいんでしょうか。

帯津　ただ、ビールのことでちょっと触れましたが、中国医学の診断法で「弁証《べんしょう》」というのがありますよね。人間の体質を「熱証《ねっしょう》」と「寒証《かんしょう》」とに分けますね。私は、じつは「熱症」なんで、靴下なんかはくのは嫌いで、冬でも素足なんですけどね。

五木　その人の体質によるんですね。

帯津　ええ、体質によるんですね。「寒証」だったら温めなきゃいけないでしょう。ただ、体のなかが、ある一定の温度以上ないと、リンパ球なんかもよくはたらかないし、増えないし、ということはありますけれど、「熱証」の人は、自然にしてても体のなかが温かいから、それでいいわけですよね。

五木　いつか薬膳《やくぜん》料理を食べに行ったら、最初に、調理師の前にお医者さんが出てきて、顔を診《み》たり、手を触ったりいろいろとされて、それでメニューを決められたことがありました。その人の体質に応じた料理を出そうということだったんでしょうか。

帯津　そうなんですね。

五木　中医といいますが、とくに東洋系の医学では、各人各様の体質を大事にしますね。

帯津　そうです。

五木　野口整体も、各人の体の癖《くせ》ということをうるさくいいますね。それは、各人各様の性格だと思うけれども、いまの西洋医学は普遍的な治療をめざしているわけですから、そういう医療システムのなかでは、百人百様という風なパーソナルな対応は、できないと思いますけど。

帯津　ええ、体質というのは一種の歪《ゆが》みですから、右に傾いた人は左に正すとか、左に傾いた人は右に正すとか、おのずからちがってくるわけですね。右にもっていくのか、左にもっていくのか。

五木　なるほど。体を温めるために、厚着をしたほうがいいという説と、鍛練《たんれん》のために薄着という説がある。具体的に、たとえば子どもなどには、薄着を指導したほうがいいか、たっぷり温かいものを着せたほうがいいか、最初の疑問に戻りますね。

帯津　そうですね。私は、子どもはやっぱり、薄着のほうがいいんじゃないかと思いますけどね。

五木　温かい体をつくるためには、厚着よりも、やはり薄着のほうがいいわけですか。

帯津　ええ。そのなかでつくっていくほうがね。

五木　真綿《まわた》のように厚着でくるんで、温かくしたり、カイロをしたりすると、体自体に温かくなる力がなくなるので、人工的に温めることを習慣にしないほうがいい、という話を聞いたことがあるんですが。

帯津　反撥《はんぱつ》しなくなりますからね。そうですよ。ただ、体を冷やしきって、低体温になってしまうのは良くないです。そのために、体が元気なときに薄着で鍛《きた》えたほうがいいですね。寒症の人が体質改善するときも、急に薄着にするのではなく、寒くならない時期に少しずつ薄着に慣らしていって、耐性をつくっていくことが大切ですね。

五木　それを体のなかで、とくに冷えるところ、たとえば耳介筋《じかいきん》とか、お腹のまわりとかを、薄布で防御するといったワンポイント温熱法が有効なのでは？

帯津　そうですね。五木さんは冷房が嫌いで、夏もスカーフを持っていて、寒いなと思ったら耳や肩にかけると書いていましたが、それは正解ですね。

◎医者の結論◎

体は温かく保たれるほうが良い。体自体が温かくなるために、日ごろ薄着で鍛えるのも悪くない。

Q14　抗菌・防菌対策は、ほんとうに病気を予防できるか

五木　いま、ノロウイルスや、鳥や豚の新型インフルエンザの恐怖が、いろいろいわれてますでしょう。対症療法として、とりあえず、手洗いと、うがいを励行《れいこう》しろといっていますが、手洗いは有効でしょうか。

帯津　いやー、O《オー》-157のときもそうだったんですけれど、あまり細菌を嫌い過ぎてもいけないと思うんですよね。ごく常識的に、棲《す》み分けをちゃんとやっていれば、過剰反応する必要はないでしょう。われわれの子どものころは、手なんか洗わなかったですよね（笑）。

五木　洗いませんでしたとも（笑）。

帯津　それで、なにも起こらなかったですよね（笑）。腐った饅頭《まんじゅう》なんか食べて下痢《げり》しても、そのままで、だいたい治っていたんですよね。

五木　以前、免疫学者の多田《ただ》富雄《とみお》さんと対談したことがあります。O-157が流行《はや》っ

たときに、同じ給食を食べた生徒のなかで、中毒した子と、中毒しない子といた。その差はなんだといったら、いつも手を洗っているか、洗っていないかのちがいかもしれないという話になりました。あるレポートでは、しょっちゅう手を洗っている子は、免疫力がないから、中毒を起こしたという説もありましたね。

帯津　そういうことに、なりかねないんですね。

五木　汚いものでも、手で拾って食べるような子は、私たちの子どものころは、弁当くらいで中毒しないといわれた。

帯津　ええ、ほんとに、そう（笑）。

五木　免疫というのは、必要に応じて出てくるし、必要がなければ退化していくものですから、多様な免疫力を身につけるためには、子どものときから、泥だらけの手で拾ったものを食べるみたいなことも、必要なのかもしれない。でも、それをすすめるわけにいかないでしょう。もっと汚くしろ、というわけにはいきませんから。

帯津　そうですね。いま、抗菌グッズといわれるものが出まわっていますが、私は、おかしいと思うんですよね。O－157のテレビ報道のときも、防衛策として学校給食のおばさんがマスクをして、ビニールの手袋をはめて給食をつくっているのが映されたでしょう。

五木　そう、そう。

帯津　私は、ビニールの手袋は、やり過ぎだと思うんですよね。料理するのに手袋してつくったら、旨《うま》いものができないでしょう。

五木　うーん。それが、私も驚いたのですが、いまヨーロッパでは、すし屋の数がものすごく増えていまして、外国人が握っている例も多いんだけど、やっぱりビニールの手袋をはめていましたね。

帯津　ああ、ヨーロッパのすし職人は、手袋をはめて握るんですか。

五木　日本でも、デパートの地下にお惣菜《そうざい》を買いにいくと、店員のおばさんが、かならず薄い手袋をはめて対応するようになりましたね。考えようでは、なんか安心のような気もしますけれどね。鼻くそほじった手で、つまんで載《の》せられるよりは、いいような気もするけれど（笑）。

帯津　気分的には、そうですね。

五木　やっぱり、手洗いは、したほうがいいですかね。

帯津　まあ普通に、ということじゃないでしょうか。私なんか、いまでもあまりやりませんけれどね（笑）。

五木　普通に、か。うがいはどうですか。

帯津　うがいもしないですね。私、うがいが下手《へた》で、ガラガラというのが、うまくできないんです。

五木　私は、うがいは好きでやるんです。呼吸法のひとつで、どのくらい長くうがいができるかというのがあるんです。うがいは吐く息でしょう。吸ったら大変だからね（笑）。呼吸法は、吐く息が大事なんです。

帯津　そうですね。

五木　時計を見ながら、ああ、二分三十秒やったか、と。

帯津　いいですね、それは。

五木　ガラガラとずっとやっていれば、音を立ててうがいしているあいだは、息を吸っていないわけだから。

帯津　ええ。うがいをして黴菌《ばいきん》を吐き出すと考えるよりも、呼吸法の鍛練《たんれん》に役立つ。

五木　じゃあ、手洗いと、うがいに関しては、百二十パーセント、みんな推奨《すいしょう》しているけれど、かならずしも、それが万全ということはないということですか。

帯津　ないと思いますね。

五木　手を洗わなかったからといって、あんまり神経質に、目くじら立てることもないし、子どものときから、あんまり抗菌・防菌的な育て方をしていると、多様な免疫体系が退化していくという可能性もあり得る、とお考えですか。

帯津　そういえるでしょうね。

五木　だから、抗菌グッズを買いまくる人というのは、自分のことしか考えていないばかりか、結果的に、免疫力を下げて、病気を吸い寄せてしまいかねない。

帯津　ほんとうに、おっしゃるとおりでしょう、それは。

五木　私は、高校の修学旅行で同級生に、「あ、歯ブラシ忘れた、貸してくれ」といったら、「えーっ、きったない。絶対貸せない」といわれて、「そんなことといって、君、子どものときに、チューインガムの貸しっこしてなかった？」といったら、「あ、それはやってた」といってましたよ（笑）。

子どものとき、ガム嚙《か》んでいるでしょう。「あ、貸して」というと、「うん」といって、口から出してくれる。そして、それをくちゃくちゃ嚙んで、「ありがとう」って、また返す。

帯津　ハハハハ。

五木　そういう風にして、戦後は育ってきて、別に病気がうつったりはしなかったのですから。もっとも、いまそれを要求するのは無理かもしれません。つまり、黴菌自体も、戦後すぐのバイキンのように、素朴《そぼく》で幼稚なバイキンじゃなくて、したたかな、根性の悪いのがいっぱいいいるからね(笑)。

帯津　そうですね。善玉が、突然、悪玉になったりしますからね。大腸菌がいい例でしょう。腸内細菌の一つとして、ふだんは腸内の秩序性を高めています。善玉ですよね。これが腸管をあつかう手術で、腹壁の手術創が大腸菌で多少汚染されたとします。一方、術後の感染を防ぐために、予防的に抗生物質が投与されていたとします。当然、それによって創傷治癒の力は低下する。創についていた大腸菌が急にあばれ出すんです。つまり悪玉に変身するわけですよ。

五木　なるほど。つまり、手を洗わなかったからといって、家族中大騒ぎするような、そこまで神経質にならなくても、いいだろうということでしょうか。

帯津　ええ。あまり過敏にならないこと。「抗」、抗《あらが》うというのは、あまり良くないですね。アンチでしょう。抗生物質、抗ガン剤……それにアンチエイジング。どれも不自然ですね。

◎医者の結論◎

うがい、手洗いを忘れても問題ない。やたらに、抗菌・防菌という考え方のほうがおかしい。

Q15　ウォーキングは、ほんとうに体にいいか

五木　ここ数年、ウォーキングをする人がますます増えています。専門の雑誌が発行されたり、テレビの番組ができたり、また独特の方法を考えた人が、一躍売れっ子になったりしていますね。公園などでは、老いも若きも、一生懸命、必死になって歩いています。

これは穏やかな運動だし、だれも異を唱えないかと思うと、そうでもない。最近では、ウォーキングも体に良くないという説が、一方で出てきました。膝の関節を痛めるし、腰痛にも良くない。また内臓下垂《かすい》の人は、歩くことによって、ますます下がるからやめたほうがいいとか。

いちばん強烈なのは、ウォーキングということも運動なので病気の原因とされる活性酸素が増えるから、やっぱりやめたほうがいいということですが。どうなのでしょうか。

帯津　ガン患者さんの再発防止とか、再発したとき、症状を悪化させないためにも、ウ

ォーキングはいいと思います。歩けば全身運動になるし、血流が良くなります。動くことによって、体のなかの滞《とどこお》りが解消されると思います。やっぱり、運動というのはいいんですよ。ただ、運動量は、その人に合った量をやらないといけない。そうすると、歩くのがいちばん調節できるわけです。

五木　そうですね。

帯津　今日は多過ぎたと思ったら、次の日に少なくする。逆もできますしね。歩くのがいいと思うんですね。運動にかぎらず、摂取《せっしゅ》された酸素のうちの二パーセントくらいは、活性酸素になるといわれています。一方、活性酸素が増えれば、SOD（スーパーオキシド・ディスムターゼ）という酵素《こうそ》がはたらいて、これを消去してくれます。ウォーキングも調身《ちょうしん》・調息《ちょうそく》・調心《ちょうしん》をととのえていけば、気功と同じで体内の秩序性が高まって、自然治癒力がはたらいて、SODが作動するから、いいのではないでしょうか。

五木　ああ、なるほど。そういう意味では、無理がないから。ウォーキングは、自分でコントロールが利《き》くということですね。

◎医者の結論◎

自分の体調を見ながらのウォーキングは、体に良い。歩きながら調身、調息、調心を、こころがければさらに良い。

Q16 お風呂でゆっくりすることは、体にいいことか

五木 長風呂って、どうでしょうか。

帯津 長風呂は、どうでしょうかね……。

五木 長く浴槽に浸《つ》かっていると、血圧が上がるでしょう。

帯津 ええ、熱いのにはいっていれば。温《ぬる》いのだったら、そうでもないかもしれませんね。

五木 三十八度から四十度の温《ぬる》い湯で、半身浴というのを、よくすすめますね。そのときは寒くないように、肩にバスタオルをかけろといわれています。

帯津 これも人によって、好き嫌いがありますからね。私はほとんど、熱い湯にざぶっとはいって、ざぶっと出てきちゃうほうですけどね。

五木 温《ぬる》い風呂には、あんまり長くはいるな、という説もあるんですよね。野口整体の野口晴哉《のぐちはるちか》さんの『風邪《かぜ》の効用』を読むと、温《ぬる》いお湯にゆっくりはいるのは、良くないと

書いてあります。寝際《ねぎわ》にはいるとかえって体を冷やす。また温《ぬる》い湯に長くはいると、血管が膨張して脳溢血《のういっけつ》を起こしやすくなる。熱いシャワーだけのほうが良いと。サッと体をひきしめ、ドッと汗を流せと。

ただ、なんとなく体を温《あたた》めてね、ああ、いい気持ちって、頭に手ぬぐいを乗せてやっていると、すごいリラックスしますけど。

帯津　ええ、そうですよ。

五木　下半身が温まって、気持ちがリラックスする。湿度が高いから、のども調子がいい。こうなれば、悪くないんじゃないですか。

帯津　なんともいえませんが、私は、回数多くはいりますね。ただ、家ではそんなにできませんね。講演とか出張の旅先でホテルに泊まって、なにか仕事しているときは、とりわけ頻繁《ひんぱん》にはいりますね。家ではやっぱり、なかなか。家族もいるし、何回もはいっているというわけにもいかない。

五木　はいるって、実際に湯船に浸かるんですか？

帯津　浸かるんですけれど、すぐ出ちゃいますね。ほんとうにカラスの行水《ぎょうずい》です（笑）。

五木　お風呂で、体はあんまり洗わない？

帯津　あんまりというか、まったく洗わないですね。ざぶっとはいって、ざぶっと出て、髭《ひげ》を剃《そ》って出てくるだけです（笑）。

五木　うれしいなあ。同志ですね。私は、皮膚の脂《あぶら》や細菌も、体の表面を保護するという、それなりの役目があるから、やたらに洗わないほうがいいという考えなんです（笑）。

帯津　だから、髪の毛もあまり洗わないんですね。

五木　ええ。

帯津　それで、髪の毛がいっぱいあるんですよ。私も頭はあんまり洗わないけれど、髪の毛は少なくなっています。なんだか不公平だな（笑）。

五木　それは……（笑）。頭を洗わないから、髪の毛が多いということにはならないんじゃないのかしら。でも、これは大問題だ（笑）。

帯津　そうですね。ただ頭や体を洗わないからといって、うんと汚くなっているという感じは、しませんね。

五木　それは、自分で気がつかないだけなのかもしれないかも（笑）。

◎医者の結論◎

基本的にお風呂は体に良い。はいり方は自分の好みでどうぞ。ただ、長風呂はかならずしもいいとはいえない。

Q17 温泉は万能の養生法か

五木 温泉の効用はどうでしょう。

帯津 温泉というと、たとえば、ガンの患者さんに人気の秋田県玉川《たまがわ》温泉などがありますね。

五木 はい、有名ですね。

帯津 有名ですけど、どうも、患者さんにいろいろ聞いてみると、いちばんの効用は、やっぱりお湯にはいってリラックスすること自体が、いいようなんですね。お湯そのものの効果というより。でも、玉川温泉の場合は、リラックスじゃなくて、闘いに行くわけです、みんな。岩盤浴《がんばんよく》で、がんばるでしょう。

五木 そう。がんばり浴（笑）。

帯津 だから、へとへとになって帰ってくる。これはあまり良くないですね。もちろん、何回も行っている人は、もう慣れていますので、リラックスして帰ってきますから、いいと思うんですけれどね。

五木　健康な人が、近くまで行ったので、足を延《の》ばして玉川温泉に行ったら、場所とりで殺気だっていて、かえって気分が悪くなったということを話していました。

帯津　たしかに、殺気だっているかもしれませんね。

五木　うーん。あそこは、昔は営林署の管轄《かんかつ》のなかにあって、あまり人が行くような場所じゃなかったという。以前は湯治《とうじ》の人が、ちょこっと行くぐらいの温泉だったそうだけれど、いまやもう大変な混雑ぶりですね。岩盤浴は、いま都心でもブームですけど、雑菌が問題だと、新聞や雑誌で報じられていましたけれど。

帯津　そういいますね。私は行ったことがないので、わかりませんけど。

五木　岩盤浴にかぎらず、温泉は雑菌が繁殖しやすいという意見もあります。だけど、そういうことといっても、世の中、もう雑菌とバイキンだらけなんだから、しようがないと思うんですよ（笑）。やはり気持ちがいいほうがいい。いー湯だな、と。

昔、川崎とか京浜工業地帯というのは、空気が悪くて大変だったんです。私は、横浜に住んで三十八年ですけど、最初のころは、一週間ぐらいで白いカーテンが黒くなるくらいに空気が悪かった。最近良くなったんですが、信州とか北海道とか、空気のきれいなところからきて就職した少年工たちは、すぐに呼吸器をやられたみたいですよね。ところが、そのころの統計を見たら、全国の市のなかで、川崎市民はすごく長命なんです。生まれたときから抵抗力ができていたのかな（笑）。

帯津　たくましくなったんですね。

五木　たくましくなっている。九州の八幡製鐵所《やわたせいてつじょ》って、昔は、日本のエネルギーを支える北九州市といいましたが、戸畑《とばた》、若松《わかまつ》、門司《もじ》、小倉《こくら》、あのへんはもう、煙のなかで暮らしていましたが、みんなピンピンしていたわけですから。無法松《むほうまつ》なんかが元気なところです（笑）。人間は、適応力があるんですね。

帯津　ほんとうに、そうです。

五木　温泉の話に戻ると、温泉に行けば、すぐに病気が治ると思ってがんばると、逆効果。リラックスすることが目的なら良いということですね。

帯津　ええ。「湯当たり」という言葉もあるくらいですから、体調を考えて、ほどよく入浴することが肝心ですね。

◎医者の結論◎

温泉はリラックスするために行くもの。がんばりすぎなければ、入浴は効果がある。

Q18　メタボリック症候群は、ほんとうに危険か

五木　最近、メタボリック症候群《シンドローム》が騒がれていますが、どうなんですか。

帯津　あれは私、よけいなお世話だといっているんですよ（笑）。なにか、健康に関して不安感を煽《あお》っているような気がしますね。

五木　絶対そうですよ。

帯津　胴回りなんセンチ以上は予備軍だとか、汗をだらだらかくのは良くない、とか並べ立てて。要するに、「健康のハードルを上げる」あるいは「健康のハードルを下げる」かの、どちらかではないでしょうか。

五木　そうです。

帯津　すると、それにはいってくる人が、いっぱいいるでしょう。そのためには、こういう薬を……とすすめるようになる。

五木　最高血圧だってそうですよ。最初は一六〇まで、次に一四〇で、それをまだ下げ

ようとしているんですからね。

帯津　コレステロールも、そうですよね。二五〇mg／dℓだったのが、いま二二〇でしょう。二二〇から二五〇のあいだの人は、みんな薬の対象になってくるわけです。

五木　私は、『養生の実技』（角川書店）という本のなかで、「シベリアに生きるロシア婦人たちを見れば、肥満イコール不健康とは考えられない」と書いたんですけれど、ゆったりとロシアの大地に根をはやしたお腹と、腰の大きい女性たちの生命エネルギーは、おおらかで元気そのものですから。

とくに、年を取ったらある程度、脂肪で包まれていたほうが元気だし、病気をしない。風邪《かぜ》をひいても、すぐ治る傾向にあると思うんですよ。

帯津　そうなんですよ。私も、ロシア婦人のところは大賛成でしたね。メタボリック・シンドロームというのは、コレステロールの数値がどうかとか、血圧値がどうかとかいいますが、簡単にいえば、腹がでかいということですからね。

健康というのは数字では表せない、もっとなかにこもったもの、目に見えない「命の場」のエネルギーのようなところにあるものなんだと思うんですよ。

五木　そういう力を、数字にして、どうするつもりなのか。

帯津　ええ、とんでもないところへ人びとを連れて行っちゃう危険性があります。だから、メタボリック・シンドロームなんて、知らん顔していたらいい、と私は思いますよ。

人間は体と心と命とから成ります。体のなかには電磁場もあれば、重力場もありますが、そのほかにも、さまざまな生命に直結した物理量が存在して、それぞれに対応した場をつくっています。もちろん、まだ発見されていないものがほとんどですから、私は、これらを一まとめにして、「命の場」（生命場）と呼ぶことにしています。

この命の場のエネルギーこそ、まさに生命なんで、このエネルギーが高いほど健康ということになります。単に、体に傷がついていないのが健康というわけではないのですね。命の場のエネルギーは、いまの科学では測定できません。だから、やたらに数字を振りまわすのは良くないのですよ。

五木　いや、同感です。

◎医者の結論◎

メタボリック症候群の基準値には、ほとんど注意を払う必要はない。メタボリック症候群なんて、お節介《せっかい》が過ぎるのではないか。

Q19 睡眠は、一日八時間とらなければいけないか

五木 いま、睡眠障害に悩む人が多いですね。宗教学者の鎌田東二《かまたとうじ》さんは、四十日間、一睡もできなかったことがあるといっていました。彼の例は、特殊なんでしょうが、現在、不眠のため睡眠導入剤を飲んでいる人が、まわりでも大勢います。そんななかで、ナポレオンみたいに、人間は三時間眠ればいいんだという、「三時間睡眠説」を唱えた専門家がいましたね。帯津さんご自身は、何時間ぐらいお休みになっていますか。

帯津 私は、だいたいちゃんと寝ると、六時間半くらいでしょうか。だけど、たいてい早く目が覚めるんですよ、最近。年のせいか。だから五時間半くらいですね。

五木 どうでしょう。ふつうの考えからいうと、短いほうでしょう。

帯津 ええ。

五木 五時間半で、ふつうは大丈夫《だいじょうぶ》ですか。

帯津 大丈夫ですね。

五木　熟睡度、睡眠の深さですよね。睡眠の質×時間ということかな。

帯津　ええ。そういう関係にあるでしょうね。

五木　でも、歌手の越路《こしじ》吹雪《ふぶき》さんは、低血圧で、十時間寝ないとだめという人だったそうですから、人によるのかもしれない。一般的には、やっぱり五時間から八時間のあいだでしょう。

帯津　だいたい、そんなもんじゃないでしょうかね。

五木　寝だめは利《き》かない、という説もありますけど。

帯津　人間の行動様式に照らしても、あまり利くとは考えられませんね。

五木　三時間睡眠説については、どう思われますか。私は、一部共感するところがあるんです。勤労者の家のお母さんを見ていると、子どもが生まれた前後は、短い時間しか睡眠をとらずに働いていますね。お弁当をつくったり、旦那さんを送り出したり、子どもが泣いたり、お乳をやったり……。彼女たちは、だいたい三時間睡眠でしょう。

帯津　ええ、ほんとうに立派ですね。

五木　よくあれで、お母さんたちは子どもを育てたなと思うくらい、三時間とか、そんなものでがんばっていますよね。火事場の馬鹿力というのが、働く場合があるんですかね。

帯津　それが、「命のエネルギー」の不思議なところですよね。

五木　長生きはしないのかもしれないけれど、充実した、密度の濃い時間。でも、だいたい、五時間から八時間くらいのあいだですかね、人類の平均睡眠時間は。ずっと昔から。

帯津　朝がきて、昼がきて、夜がくる……。お腹も空《す》く、性欲も湧《わ》くでしょう。孤島に独りで暮らしていないかぎり、だいたい、そういうところじゃないでしょうかね。

五木　私が非常に気にくわないのは、朝早く起きて、夜暗くなったら寝るのが、自然の理にかなった生活で、人間の体のリズムはそういう風になっているという人がいて、それをしなきゃいけないという説なんです。少なくとも朝七時、八時には起きて、夜は九時から十時に寝るのが正しい、という人がいるけれども、それはどうなんですかね。

帯津　まあ、昔、電気のない時代は、そうだったでしょうから、その長い習慣が基本になっているんじゃないでしょうかね。それと、日中労働するためには、夜のあいだに休息をして、エネルギーを蓄えなければいけませんよね。寝不足だと、頭も体も仕事の使い物にならないでしょう。だから規則正しい生活が励行《れいこう》されたんじゃないかと思いますね。

五木　なるほど、人類の歴史は、何千年とあるわけですからね。近代は、あっという間でしょう？　そうすると、私なんかは特異体質というか、風変わりな生活をしているんでしょうね。今日は、朝七時に寝て、午後一時半に起きました。だいたい、そんなものですよ。朝六時就寝、午後一時起床というぐらいですね。四十年間、ずっとこれでやってきました。

帯津　そういう、一つのリズムができ上がっているんでしょうね、五木さんの体に。

五木　ただ、海外に行くと、もう、ぐじゃぐじゃになりますね。それに、午前中に起きなければいけないことも、週に二日や三日はありますから。そうなってくると、睡眠が三時間、四時間ということもあるので、そういう乱れた感じのリズムを、自分のリズムにしてきたというのが正直なところです。おそらく、突然、どこかで規則正しい生活をさせられたら、体調を崩すんじゃないかと思っているんですよ（笑）。

睡眠時間も、健康に大きな影響がありますか。少ない人は良くないとか。

帯津　いや、そんなことはないと思います。そういう傾向は、感じたことないですね。過労とか、そういうことは、また別です。仕事が忙しくて、寝ている時間がないというのがつづけば、それは良くないでしょう。でも、目的意識をもってやっている仕事なら、睡眠時間が少なくても、そんなに悪くないと思いますね。

五木 やらされている仕事だと、義務感だけでやっていて、喜びがない。そんな場合は、大変なんでしょうけど。時間も忘れて熱中しているときは、疲れないですから。

帯津 そうなんですね。睡眠は長さだけではなく、深さというか、その質が物をいうのではないでしょうか。レイモンド・チャンドラーではありませんが「大いなる眠り」がいいのです。大いなる眠りを得るためには、体のほどよい疲れも必要でしょうし、床に就《つ》くときの気持ちが、大きいのではないでしょうか。なにか心配ごとを、酒でごまかして寝るのでは、大いなる眠りは無理ですね。

多少とも、充実感とか達成感を抱いて寝ることができれば、これはもう、大いなる眠りはまちがいなしです。

五木 極度の緊張状態のなかでは、仮眠だけで、ずっとつづくということもありますね。潜水艦に乗っている人とか、特殊な職業の人たちは、ある程度はもつだろうけれど。

そんななかで、いま人間にいちばん大切なことは、私は骨休めだと思うんですよ。骨を、まあ背骨とかを、実際に休める。精神的な意味での骨休めじゃなくてね。なにか最近は、骨髄でつくられるものの発見が、すごく増えているようですね。免疫細胞なんか、昔はちがうところでできていたといわれていたのが、最近は、骨髄からという学説が出てきて、眠っているあいだに、免疫細胞が生産されるという。

だから、骨休めというのは、仕事を休んで遊ぶんじゃなくて、骨を休める。ともかく横になって寝なくてはいけない、と主張されているのが、免疫学の臨床研究をしている西原克成《にしはらかつなり》さんです。

帯津　そうですね。西原免疫学は、細胞のなかのミトコンドリアという、エネルギーの発生器官を活性化させることをすすめていますね。

五木　ええ。ミトコンドリアの活性化を保つためには、口呼吸の禁止と、温熱を保つことと、骨休めが必須といっていますね。平常時には八時間、病気のときには十時間、体を横たえて骨休めしなさいといいます。でも私なんか、そういわれても無理だなあというのが実感ですが。

帯津　忙しい現代人には、なかなかむずかしいですね。

◎医者の結論◎

人類は古代から睡眠時間五〜八時間でやってきた。休むときはしっかり横になって「骨」を休めよう。

Q20　便秘をすると、大腸ガンになりやすいか

五木　便秘というと、反射的に大腸ガンと結びつけてしまいますが、最近、衝撃的な記事が新聞に載《の》りました。大腸ガンと便秘との因果関係はなかったという発表が、厚生労働省の研究班から出されたんです。

六万人を対象にした、疫学調査の結果ということですが、これには驚きました。いままで、二、三日も通便がないと、腸壁にヘドロ状のものがこびりついて、毒素が体中にまわってしまうという恐怖心を抱いていましたが、これが、まったく関係ないとか。どういうことなんでしょうか。私はなにか、狐につままれたような気持ちなんですよ。

帯津　便秘と大腸ガンの関連性を求めた研究論文が、どのくらいあるか知りませんが、便秘の人が大腸ガンになりやすいというのは、定説にはなっておりませんね。

五木　ああ、そうですか。定説ではなかったんですか。

帯津　ただ、発ガン物質をふくんだ大便が、長く大腸のなかにとどまっていれば、大腸

ガンになるリスクが高まることは、容易《ようい》に想像できますよね。それに、私たちの生命は、さまざまな循環によって支えられているのですから、消化管の循環も、円滑《えんかつ》に行なわれるほうがいいですね。だからというわけではありませんが、腸内細菌叢《そう》の世界的権威である、東京大学名誉教授の光岡知足《みつおかともたり》さんによると、一日の排便回数が多い人のほうが、高級な人間だそうですよ（笑）。

五木　そうですか。やはり、便秘は体に良くないんですね。新谷弘実《しんやひろみ》さんは浣腸《かんちょう》をすすめていますが、これはどうですか。

帯津　そうですねえ。新谷弘実さんは、大腸の内視鏡の第一人者ですからねえ。テクニックがすぐれているので、一日に何十人も診《み》るそうです。これまで観察してきた患者さんの数が、どのくらいになるのか知りませんが、彼の言葉を借りれば〝腸相〟を判断する能力は、きっと世界一なのではないでしょうか。その新谷さんが浣腸をすすめるのですから、これは説得力があります。

コーヒー浣腸をすすめたのは、ゲルソン療法のマックス・ゲルソンですね。ゲルソン療法は無塩の野菜食ですが、肝機能を高めるために、コーヒー浣腸を併《あわ》せています。

昔から浣腸は、解毒の目的で、近代西洋医学以前の西洋医学を支えてきました。浣腸の効果を高めるために、コーヒーを用いるようになったのは、第一次世界大戦以後といわれています。

だからコーヒー浣腸は、マックス・ゲルソンのオリジナルではなく、彼はコーヒー浣腸による解毒作用に注目し、これをゲルソン療法の一つの柱として取り入れたわけなのですねえ。いま流行《はやり》のデトックスの先駆者《せんくしゃ》といってもいいですね。

メカニズムとしては、コーヒー浣腸によって門脈《もんみゃく》と胆管《たんかん》が拡張し、胆汁《たんじゅう》の量が増えて解毒作用が高まるといわれていますが、このあたりの事情については『ゲルソン食事療法』（シャルロッテ・ゲルソン他著）に詳《くわ》しく書かれています。

最近でもガン患者さんのなかに、コーヒー浣腸は一定の人気を保っています。

◎医者の結論◎

便秘と大腸ガンとは、直接的関連はないとはいえ、滞《とどこお》るということは万病の元。通便には気を配ろう。

Q21 体の癖や歪みを正せば、元気になるのか

五木 よく骨格、骨盤の歪《ゆが》みが、体調不良の原因といわれますけれど、どうなのでしょうか。私はまず「骨格の歪みが万病の元」という説の、万病の元というものは、なんとなく怪しいと思っているんですが。

帯津 ほんとにそうです。万病には、万の根っこがあるんです。元は一つじゃないんです。

五木 お風呂のところで話題にのぼった野口整体では、体癖《たいへき》というんですか、背骨の歪みを気にしますが、実際には、背骨が曲がっている人は多いですね。人間の顔と一緒で、左右対称の人なんていないでしょう。みんな、どこか体に不調があって、それを、元気なところが補完したり、かばったりして、それなりの調和をとっているんじゃないでしょうか。

帯津 そのとおりですね。内外の原因で、ある負荷が一定の方向にかかっていれば、骨

格の歪みが生じます。だから、その内外の原因をとり除くことで、歪みが是正《ぜせい》されることもあるでしょうし、逆に、歪みを矯正《きょうせい》することによって、原因を除くこともあると思います。

五木　それが自然だと、私は思うんですね。それと、左右の足の長さを、人工的に揃《そろ》えたりすると、逆にバランスが崩れて、体調が悪くなることがあるのではないかと思うんです。

帯津　野口晴哉《のぐちはるちか》さんは、最初のころ、体癖を整えて理想の体型に矯生していたそうですが、それをすると、いまおっしゃったように、体の器官が相互に補完し合って保ってきたバランスを崩すことになって、かえって体調不良になることがわかって、体の歪みを無理に直すことはしなくなったという話を聞いたことがあります。人為的に整えても、すぐに元に戻ってしまいますしね。

五木　なるほど。体の歪みというか、癖《くせ》も、一つの個性として、自分で整えていくほうがいいですね。それと、私は、いわゆる扁平足《へんぺいそく》なんですが。

帯津　私もそうです（笑）。

五木　森鷗外《もりおうがい》は、ドイツで学んだ人だから、扁平足を病気ととらえていました。ドイツでは病気とされているんだそうです。ドイツの街には医者ではなくて、扁平足や外反拇《がいはんぼ》趾《し》とか、足が歪んでいるとか、そういうものを治療する専門の場所の看板が、あちこちにかかっているそうですよ。それぐらい足の医学が発達しているのだけれども、要するに、足裏のアーチの形成が未発達である、あるいは、アーチの形成が異常であるという風に考えて、扁平足は病気であると。ある意味では、ハンディキャップと考えるわけです。

私は、自分自身が扁平足だけど、歩くことに関しては、ものすごく自信があるわけですね。活潑《かっぱつ》に歩きますし、何十キロも歩く。テニスも野球もやっていたし……。不思議だなあと思っていたんです。大阪大学のある先生の論文を読んでいたら、かつて日本の農村では、足の裏がぺたんとなっているのを「わらじ足」といって、「わらじ足なら嫁にもらおうか」といわれるぐらいの、働き者の象徴だったそうです。

幼児期から、重労働をこなしてきた人間の足は、往々にして、筋肉が異常発達して、アーチの未形成と誤解される、分厚い、筋肉の発達が見られる。それを「わらじ足」というと書いてありました。それを読んで、そうか、俺はわらじ足だったんだと、そう思って、自信をつけましたけれども（笑）。

帯津　なるほど。

五木　でも、いまだに扁平足は、長距離の行軍に向かないとか、いろいろいわれています。自衛隊でも。でも、そんなことないんです。走るのでも、問題ないんです。阪急ブレーブスの、福本豊《ふくもとゆたか》という盗塁王がいたでしょう？　野球の選手で。

帯津　ええ。世界記録をもっていたんですね。彼も扁平足ですか。

五木　そうそう。扁平足の名選手って、いっぱいいますよ。

帯津　ええ。

五木　そういうことを考えると、扁平足にも、アーチの形成が未発達という、病的なものもなかにはあるし、足裏が異常発達して、非常に強くなっている足もある、ということなんですよ。だから、常識とされることには、落し穴がいっぱいあるわけです。

帯津　そうですね。一概にはいえないわけです。足には長軸方向のアーチと、横軸方向のアーチがあります。その長軸方向の内側のアーチが減少したり、消失しているものを扁平足といいます。

私のように先天的なものは、なんら問題はありません。長距離競走は大の苦手《にがて》でしたが、短距離のダッシュ力では、それほど見劣りしなかったと思います。日常生活も困ったことはありません。
ただ後天性のもの、足底に異常な負荷がかかることを長時間強《し》いられて生ずる扁平足は、痛みとか浮腫《ふしゅ》を生じます。このような場合は治療の対象となります。足底板をつくって当てたり、ときには手術が必要になることもあります。

五木 よく歩く人は、結構、扁平足の人が多い。扁平足だからといって、足の裏が引きつれるとか、痛いということは全然ないですから。だけどドイツに行くと、扁平足の人は、かならず靴の底に矯正《きょうせい》具を付けられるらしい。あなたはこうしたほうがいいですと。
扁平足で悩まれたことありますか。

帯津 いいえ、ないですね。

五木 ほらね（笑）。ただ、昔、銭湯へ行くと、脱衣場の板の間に、足の形がぺたんとつくので恥ずかしかったけれどもね（笑）。みんなは内側がえぐれているのに、自分だけぺたっぺたっと、判こで押したようにつくから、照れくさかったから（笑）。

帯津 そういえば、そうでしたね（笑）。まあ、扁平足も、一つの体癖、個性と考えたほうがいいんじゃないですか。

◎医者の結論◎

人為的に体の歪《ゆが》みを矯正しても、元に戻る。日ごろから自分に合った方法を見つけて、柔軟な体をつくり、少々の歪みは気功やヨガで、自分で治すことも大切。

第三章

現代療法の総チェック

Q22 病気というものに、完治はあるのか

五木 私はかねがね、「病気に完治なし」という考えをもっているんです。風邪《かぜ》から腰痛、ガンにいたるまで、完治ということはあり得ない。またぶり返す、また起こる、つねに再発するという宿命をもっているんじゃないか、と考えているんです。だって、人間は生まれた日から、少しずつ壊れていくものでしょう。

帯津 そうですね。生老病死《しょうろうびょうし》という苦が、人間の決められた運命だとしたら、病だけまぬがれるということは、あり得ないでしょうね。人間は病気をするものだ、と考えたほうがいいかもしれませんね。

五木 人間が機械だったら、燃料を補給して、故障した箇所を直せば、元通りに動くでしょうが、肉体だけでなく、心だとか、感情とか、思いや、念みたいなものが複雑に絡《から》まって、一人の個人を創り上げているので、機械のようにはいかない。だから、病気になっても、それを治してやるんだ……と力を入れて闘うのではなく、治《おさ》める、熱や咳や

痛みといった症状を、治める努力をするという考えのほうが、いいのではないでしょうか。

帯津　そうですね。

五木　そうこうしているうちに、いつのまにか、ひとつずつ症状が消えていき、ホメオスタシス、つまり恒常性という機能がはたらいて、ダメージから立ち直り、一応の健康体に戻っていくのではないかと思うんです。

帯津　そのホメオスタシスをおし進める力が、自然治癒力ですが、これは人間のもつ命の場に、本来的にそなわっている能力なんです。

ですから、病気を目の敵《かたき》にして、これを捻《ね》じ伏せようとするのではなく、自然治癒力を信じて、これに身をまかせることのほうが、基本なのですね。

五木　私は昔、捻挫《ねんざ》を二度ほどやったことがあるんです。翌日どうしても、無理に歩かなければならない用事があって、しかたなしに出かけた。捻挫したら、普通は冷やしたり、大事にしておくほうが良いといわれるんですが、それから三日間、痛いながらに歩きとおしたんです。そうしたら、治っちゃったんですよね。何年か経って、「捻挫をした人は、冬になると痛むらしいけれど、君は大丈夫《だいじょうぶ》かい」といわれましてね。でも、大丈夫なんです。スポーツ選手で、阪神の金本知憲《かねもとともあき》選手が、あるときプレーをしながら治すといっているのを聞きましてね。ああ、私と同じことをしているんだ、と安心しました。

帯津　ああ、そういうやり方も、あるんですね。

五木　たとえば、捻挫は大事にしておいたほうがいいんでしょうか。それ以来、そっとしておいたほうがいいのか、それとも、使って治したほうがいいのかという問題意識が、私にはありますね。

帯津　なるほど、これも人によるでしょうし、その人の仕事とか、置かれた状況によっても異なると思います。金本選手や五木さんの場合は、使いながらのほうがいいんでしょうね。急に休んで冷やしたりしていたら、試合を休むだけじゃなくて、そのあとの回復も、遅れると思うんですよね。ほんとうは、どんどん使ったほうが治りが早いんです。私の経験ですけれど。

五木　最近は、手術のあとでも、わりと早く歩かせるようですね。トイレに自分で行かせたり。

帯津　そうですね。早期離床というんです。

五木　昔は、とにかく安静、安静ということをいったけれども。

帯津　昔は、やたらと安静ですよね。安静がまあ、まちがいないというか、安全という意味で、その方法をとったのだと思うんですよね。人に応じてでしょうけれどもね。年齢とか、患者さんの状態とか、それぞれちがいますからね。

五木　若い盛りのときは、足を捻挫して、無理に使っても大丈夫だけれど、骨粗《こつそ》しょう症になって足を折った人は、無理して歩きまわったら、また痛めることになりますしね。

帯津　私、先日こんな経験をしました。いま降りた車の前輪に、左足を轢《ひ》かれてしまったのです。倒れてしまったのですが、起き上がってみたら、骨には異常が無いのはわかりました。帰宅して見ると、左足の甲がかなり脹《は》れています。もちろん痛みもあります。ホメオパシー（同種療法＝二二三頁参照）の薬アーニカを一粒、口にふくんで寝ました。

翌朝、起きてみたら、脹れは完全にひいていました。少しも痛くありません。まったくなにも起らなかったようです。ホメオパシーの効果に、あらためて目を瞠《みは》ったものです。アーニカの作用というよりも、これによって自然治癒力が喚起されホメオスタシス（恒常性の維持）が十全にはたらいたのでしょう。

これは人体の生理機能の一般的原理で、内外の環境の絶え間ない変化に応じて、常にその形態的機能的状態を、ある範囲の安定な状態、つまり中庸《ちゅうよう》に保とうとするものです。

◎医者の結論◎

命は流れ動くもの。ある瞬間をとらえて、完治したか、しないかを論じても、意味がない。

Q23　風邪をひいたら、熱を下げなければいけないか

五木　単純なことなんですけれど、熱というのがありますね。

帯津　ええ。

五木　一時的に、ポッと出る熱は、体がいろいろ反応しますね。ある抵抗をするために出てくる熱もあるだろうと思いますが。ともあれ、熱があるということは体には辛《つら》い。それがつづいたりすると、全身にも負担がかかってくるでしょう。

帯津　ええ。

五木　ですから、熱は極力下げたほうがいいのか、出しっぱなしにしておいたほうがいいのか。たとえば風邪《かぜ》をひいたときに熱が出る。それを、解熱剤で下げるのは良くないという説もありますね。

帯津　これはもう、かなり以前からいわれていますね。小児科の先生は、だいたいすぐ熱を下げる。解熱剤を使ってね。

五木　下げますね。

帯津　それはやっぱり、お母さんがうるさいからなんですよ。熱が下がらないと、いったいどうなってるのって、ギャアギャアいうでしょう。熱が下がらないと、不安なんですね。

五木　最近、アメリカから帰国した若い奥さんの話を聞いて、びっくりしたんですが、アメリカで人気のある風邪の療法だと、熱が出たら、熱いお風呂に子どもを入れるんだそうです。その人の子どもも四十度の熱が出たとき、四十二、三度のお風呂に入れたといっていました。そうすると、すぐに熱が下がるというんだけど、仰天《ぎょうてん》しましたね。これまでの常識だと、熱が出たらお風呂はだめでしたよね。

帯津　野口整体でも、似たような考えをもっていますね。だけど、昔から、小児科の先生のなかには、熱をやたらに下げないほうがいいという説はあったんですよね。体の免疫機能が闘っているんですから、そのままにして、様子を見守っていたほうがいいと。たとえばアスピリンのような系統で、どんと下げるんじゃなくて、むしろ、やるなら「葛根湯《かっこんとう》」かなにかで、静かに寝かせて、ゆっくりと下げるというのがね。

自分自身でも思いますけど、西洋医学の解熱剤で下がったときの気分と、葛根湯なんかでゆっくり下がったときの気分は、全然ちがいますね。葛根湯のほうがいいですよ。

五木　うーん。ただ漢方というのは、対症療法としては、劇的に効《き》いたという実感がわかりませんからね。西洋医学というのは、出た症状を抑えて治すというやり方でしょう。

帯津　そうですね。

五木　自然の生命力を活性化し、自然治癒力を高める、というのが漢方の考え方ですよね。オーソドックスで、私は大好きですが、でも、即効性はなかなかない印象がある。

帯津　以前、安保徹《あぼとおる》さんと対談したとき、安保さんは風邪を引いたら、もう三日でも四日でも、寝てるというんですよ。

五木　ほう。

帯津　私は、風邪をひけないというか、予定がずっとあるので、ひいてはいられないから、ひきそうになると、もっぱら希釈《きしやく》した「自然の物質を用いる」療法の、ホメオパシーで対応しています。アコナイト（Aconite）というのを、ぱっとなめて食い止めるんですよ。野口晴哉《のぐちはるちか》さんの『風邪の効用』にある体の大掃除じゃないですが、ほんらい安保先生の休むという考え方のほうが、私は良いと思うんですね。自然ですから。これは、天が休めというんだから、なにもかも放って、休もうとする。

五木　そうそう。

帯津　ところが、安保さんは研究者ですから、休んでいられるんですよ。三日間、研究室が動かなくたっていいですから（笑）。私は、患者さんが待ってますからね。休んでいられないという、そこの現実のちがいがありますから。しようがないと思っているんですよ。

五木　そうですよね。いや、「風邪と下痢《げり》は体の大掃除」という野口さんの説は、たしかに、私もそうだと思います。ただ、上手《じょうず》に風邪をひけといいますね。野口さんの説は、非常にユニークで、ひきはじめは無理してもいいと。しかし、峠を超えて回復期のあいだにつまずくことが多いと。これは、登山でよくいわれる、登るときはさしたる事故はないけれども、下山のときに事故が起こるというのと同じで、要領良くひけと。

私の頭のなかでは、風邪は、だいたい五日間と決めているんですよ。できたら、年に二回、盆、暮れにはちゃんと風邪をひこうと（笑）。今年は、暮れというか、十一月に一度だけ、ちょっとひいて、うまく終わったんですが、熱を簡単に下げるというのは、問題あるなと思ったんですね。

帯津　そうですね。ホメオパシーの考え方も同じです。熱が上がったときに、むしろ発熱剤を与える。これで助長するわけですよね。

五木　ふーん。

帯津　だから、西洋医学の常識と、全然ちがうんですね。

五木　ホメオパシーって、西洋で生まれたものでしょう？

帯津　西洋で生まれていながら、西洋医学でないんですけれど。

五木　不思議ですね、これは。

帯津　ホメオパシーをはじめたサミュエル・ハーネマンという人は、医者だったんですけど、当時の西洋医学がまだ非常に幼稚ですから、その西洋医学に幻滅して、一回、医者をやめて、そこで思いつくんですね。

五木　なるほど。

帯津　それでふたたび、ホメオパシーの医者になった。

五木　面白い。

帯津　ええ。最初は、ほんらいの医者の勢力から迫害を受けたんですけれど、晩年は幸せだったようですね。ハーネマンが晩年を過ごした、ケーテンという街がドイツにあるんです。私、去年そこに行ったんですけれど、なんか、街中でハーネマンを大事にしているという感じがあるんですよね。だから、幸せだったんじゃないかなと思いますね。

◎医者の結論◎

熱は無理をして下げないほうがいい。時間にゆとりのある人は、葛根湯《かっこんとう》など体を温《あたた》める漢方薬で、ゆっくりと下げたほうが良い。

Q24　インフルエンザの予防注射は、ほんとうに必要か

五木　インフルエンザの予防注射なんかは、どうでしょうか？

帯津　私は、お年寄りの方は、やったほうがいいといっているんです。

五木　お年寄りは、やったほうがいい。それは政府広報とは逆ですね。

帯津　ええ。若い人はやらない。

何歳からという年齢で切るのではなく、その人の、生来の強さというのがあるのなら、若い人はやっぱり、いろんな免疫力を高めていかないといけないから、ある程度、ウイルスとか、毒性のものにさらされたほうが、いいと思います。そこをかいくぐって、成長してくるわけですからね。

五木　過保護にしないほうがいいんですね。インフルエンザも、かかって体のなかに免疫力をつけたほうがいい、というお考えですね。

帯津　ええ。でも、ある一定の年齢になった人は、大事をとったほうがいいですけれど

もね。やっぱり大変ですからね。いま、いい薬が出たといっても、あの高熱と、節々《ふしぶし》の痛みは辛《つら》いし、かなり体力を消耗しますから。予防注射での副作用で、いっとき体調を崩すという人がいないでもないんですけど、それは少ないです。

五木 本格的な病気にくらべると、ましなんですね。

帯津 ええ、そうですね。

五木 そうか。年齢的には、私なんかも、予防注射はやったほうがいいんですね。

帯津 でも、五木さんはお元気そうですよ。ほんとに(笑)。

五木 いやもう、全然むちゃくちゃな生活なんですけれども。

ただ、八十過ぎた人は、インフルエンザの抗体みたいなものができているから、かかりにくいという話を聞いたこともあるんですけれど、そういうこともありますか?

帯津 あるでしょうね。まあ、八十過ぎて、インフルエンザの予防注射をしてくださいとくる人は、そんなに多くないですよね。

◎医者の結論◎

予防注射は年齢と、その人の体力による。若い人は、実際にインフルエンザにかかって免疫力をつけたほうがいい。お年寄りには、予防注射をすすめる。

Q25　ウツ病の早期発見は、はたして有効か

五木　いま、いちばん危ないなと思っているのは、専門家をふくめて、政治家、役人、評論家たちがウツというものと、不定愁訴《ふていしゅうそ》の、愁というものを、ごっちゃに考えているような気がしてならないことです。

要するに、自殺が多いというので、自殺対策基本法をつくって、ウツ病の早期発見、早期治療、そして自殺を防ごうということなのです。彼らが考えることは、傾向と対策と予算措置だから、結局、学者たちの話の耳学問で、自殺の原因の大半はウツ病からきている、と決めつけているみたいなんですね。ウツ病を早く発見して、早く治療するほど、治療効果が上がる。そうすると、早期ウツ病の発見だ、ウツ病の予備軍を早く発見して治療したほうがいいと。

地方自治体では、健康診断のときに、「朝起きて、ああ嫌だなと思うことはありますか？」とか、いろんなことを聞いて、初期ウツ病の傾向がある、抑ウツ状態があると診

断すると、あそこの病院に行って診《み》てもらってください、と指示するところも出てきているそうです。日本国民を、みんな抑ウッ状態と、ウツ病患者にしてしまおうというのかと疑いたくなる。私なんか、ずっと仕事はイヤだ、イヤだと思いながら生きてきたのに（笑）。

帯津　そうですね。その傾向があります。ウツばかりでなく、あらゆる病が、そうだと思うんですよ。

五木　だれだって、ああ嫌だなとか、自分に対して、自分のような人間は、とかいう自己嫌悪を感じることがあるもので、○を付けていくと、当然、初期抑ウッ症状がある（笑）。そんなこと全部やったら、国民一億、総ウッ状態になっちゃうんじゃないですか。

帯津　ええ。予防ということに、過敏になり過ぎるのもちょっとね。予防医学というのは、病を未然に防ぐために医学が介入してくるということで、これは、どうしても余計なお世話だ！　という面を拭《ぬぐ》い去ることはできません。益もあるが、それ以上に害もあると思わなくてはなりません。

むしろ、予防なんてことは、個人がそれぞれ自分の責任においてやることなのではないでしょうか。

体に故障が生じないようにと、体を大事に大事に、びくびくして生きるのではなく、もっと積極的に、内なる命のエネルギーを日々高めつづけていく。そして死ぬ日を、最高の状態にするというのが、本来の予防ではないでしょうか。

守勢にまわるのではなく、常に攻めていくなかで、病がはじき飛ばされていく。それをサポートするのが予防医学のような気がします。

五木　それと、この国の将来を憂《うれ》えて、こんなことで日本人はどうなるんだろうと思うのは、ウツじゃなくて憂、ユウなんですよ。国を憂える、世を憂える、自分の行く末を憂える、人間の無情を憂える。これをウツと一緒にしてしまうと、すべての人がウツ病になります。

帯津　ええ。いまの世の中、悩んだり、考えたりするのは良くないことで、いつも笑っていればいいみたいな傾向にありますね。五木さん、『養生の実技』で書いていましたね。「こんな時代に毎日明るくさわやかに生きている人は、病気である」と。いいことをいってらっしゃると、ほんとうに感心しました。たしかに、ウツと不定愁訴とは異なるから、これは、はっきり見分けなければなりませんね。

五木　そう思います。ホメオパシーは、ウツ病や不定愁訴にも効《き》くんですか。

帯津　ホメオパシーは、相手が人間まるごとですから、当然のことながら、心にはたらきかけるレメディ（治療薬＝二二六頁参照）がたくさんあります。悲しみ、怒り、不安、イライラ、ウツなど、すべての感情がその対象になります。

しかも、なんらかの身体的症状をとり除きながら、心の状態を正していけるという、ほかの医学にない、すばらしい特徴をもっています。ガンの患者さんは、多かれ少なかれ、ウツ傾向にあるものです。体の症状が改善するのと同時に、ウツもとれてくるということは、日常的によく見受けられることです。

たとえば、ウツに有効なレメディの名を挙げれば、アルセニクム・アルブム（Arsenicum Album）とか、カルカレア・カルボニカ（Carcarea Carbonica）などが繁用《はんよう》されています。

◎**医者の結論**◎

ウツ病と不定愁訴《ふていしゅうそ》を、見分けて考えなければいけない。ウツ病は、きちんと治療しなければならないが、不定愁訴は、心やさしい人なら、だれもがもっているものです。

Q26　高血圧の人は、降圧剤をかならず飲むべきか

五木　血圧に関して、私の素人《しろうと》考えでは、年をとってくると血管が硬くなる。すると毛細血管まで、ちゃんと酸素を送りこむためには、ある程度、ポンプが強く圧力をかけないと細部までとどきませんよね。比喩《ひゆ》的にいうと。

帯津　ええ。

五木　二十代とくらべたら、七十代の血圧は高めでも、当然だと思うわけですが、どうでしょうか。

帯津　そうですね。体質にもよりますが……。

五木　つまり、その分、心臓にがんばってはたらいてもらわなければしようがない。そういう風に考えると、単純に、人間一般の血圧の標準値なんか、出せっこないと思うんです。

帯津　そうなんです。時間とか、季節とか、体質とか、いろいろありますからね。

五木　正確な標準値を出すには、一日を時間きざみで十回くらいの値を決めて、しかも、年を十代きざみで分けて出すというぐらい、じつは複雑なものだと思うんです。人間の体のあり方というのは。それを簡単に、上が一四〇以上は高血圧、と、ひとことでいっってはいけないと思うんですが、いかがですか。

帯津　私の養生塾の塾生で、Iさんという歯医者さんがいます。血圧が高く、上が二〇〇以上、下が一〇〇を超えるという状態なのですが、西洋医学の降圧剤は、一切服用しません。漢方薬と気功、それにホメオパシーをときどきといった治療ですが、きわめて元気に、塾生というよりは、塾の世話役を買って出ているといった面もあるんですが。

計ってみると、血圧はそれほど下がっていないのです。それでいて、元気なのですから、標準値というもので律することのできない場合もあるのですね。

五木　その人の場合は、腎臓《じんぞう》や心臓疾患《しっかん》が原因のものではなく、体質的なもの、本態性高血圧症なんでしょうか。

帯津　そうですね。本態性高血圧ですね。家系的なものなんですよ。どうも、ご両親がやはり高血圧で苦しんでいたらしいんですね。その日常を近くで見ていて、自分は西洋医学の降圧剤は使うまいと、心に決めたらしいんです。

二、三カ月に一度、私の診察室に現われます。私は循環器が専門ではないのですが、漢方薬とホメオパシーの治療のためにやってくるのです。どの道、西洋医学の治療はやらないのですから、これでいいわけなんですね。

漢方薬はエキス剤で、黄連解毒湯《おうれんげどくとう》と七物降下湯《しちもつこうかとう》を服《の》んでいます。ホメオパシーのレメディはその都度《つど》変わりますが、最近では、ラケシスとかハイペリカムといったところでしょうか。でも血圧は一向に下がりませんねえ。

ただ体調は、それほど悪そうではないのです。ほとんど毎日、院内の気功道場で顔を合わせていますから、これはよくわかります。

やはり毎日の気功ですかねえ……。

五木 そうだとすると、無理に薬で下げるより、自分に合った養生法《ようじょう》、たとえば呼吸法とか、ヨガとか、そういうものをやって血流を良くして、高血圧による症状、頭痛や肩こりを出さないようにしたほうがいいのかもしれません。

◎医者の結論◎

まず、自分の体調を観察する。数値にとらわれず、自分に合った養生法で、血流を良くすることが大切。

Q27 コレステロールや活性酸素に、正常値はあるか

五木 血圧につづいて、コレステロールも、生活習慣とか、成人病予防で問題になりますね。コレステロール値を下げる薬なども、最近問題になっていますね。

帯津 すっかり悪玉化していますね。

五木 三年前までは、コレステロールを下げろと、みんなすすめていたでしょう。しかも善玉のコレステロールと、悪玉のコレステロールがあると、常識みたいになっていたけれど、最近、それがまた危うくなってきている。そんな簡単に、善玉、悪玉なんて分けられるかという説が、マスコミに登場しましたけれど。

帯津 ええ。だから、西洋医学の科学的証明というか、エビデンスというのも、非常に底が浅いんですよね。

五木 そうですよね。コレステロールは、やっぱりなくちゃいけないという説を、最近よく聞くようになってきました。

帯津　そうです。コレステロールも、なくちゃいけないものですからね。

五木　なくちゃいけない。活性酸素悪玉説が定着していますが、これも、じつは一概にはいえないのではないですか。活性酸素も当然大事だという話もあります。活性酸素が体のなかで有害な物質を生成する問題も、もちろんあるけれども、全然なかったら、これがまた人体に悪影響があるという。コレステロールと同じで。

活性酸素は、悪いと、はじめから決めつけられるけれど、活性酸素だから、なにかを活性化するものもあるはず。ただ、活性化し過ぎるのが困るのであって、ある程度ないと元気が出ないのではないですか？

帯津　ある部分は必要なのですね。

活性酸素は、反応性の高い酸素のことで、私たちが体内にとり入れる酸素のうちの、二パーセントくらいが、これに当たるといいます。私たちが生きていく上で、必要なものなのですが、これが多過ぎると、ガンの発生などにあずかって、危害を加える面も出てきます。そこで、体内にはSOD（スーパーオキシド・ディスムターゼ）という酵素が存在して、多過ぎてしまった活性酸素を、中和するんですね。天の配剤というものは、すばらしいですよ。

五木　体内にある、そのSODという酵素が、処理できないほどの活性酸素が発生したときに、病気になるわけですね。
帯津　そういえるでしょう。
五木　そう考えると、コレステロールも、活性酸素も、一概に悪いものといえないということになりますね。つまり体内のバランスの問題だと。ですから、さっきおっしゃったように、絶対ということはあり得ない。あんまり単純に、右か左かということもいいにくい。まだまだ医学に関しては、いまはこういわれているけれど、将来はどうなるかわからないんだということを、患者も医者も、はっきり自覚しなければいけないと思うんですよ。
帯津　謙虚にやらないと、いけないですね。
五木　でも、謙虚だと、その先生は頼りないといわれかねない。
帯津　信頼性がないって（笑）。
五木　「いや、これは大丈夫《だいじょうぶ》」とか、「君、このままだと三ヵ月だよ」とか、こういっちゃう医者のほうが、正直みたいに見えてしまう。「ちょっと、最近の論文ではこう、ガイドラインではこう、近年発表されたものではこうなっていますが、まだ、ほんとうのところは、確実かどうかわからないんですよ」なんていうお医者さんだと、しっかりしてよ、といいたくなる。患者は勝手なものですから。でも、わからないことを「わからない」ということも大切です。それと同時に、そのまま放っておくのも無責任でしょう。とことん考えてみなければ。

帯津　メタボリック症候群のところでもいいましたが、コレステロールの正常値の上限は、以前は二五〇mg／dℓだったのが、いつのまにか二二〇になっていたのですよ。このあいだの値をもつ人は、一気に病人にされたようなものですよ。だれかの陰謀という説もあるようですが、それもあながち、嘘でもないと思います。

だから、コレステロールが高いからといって、すぐに、降下剤に走るのは、どうかと思いますよ。まずは、ライフスタイルを整えることではないでしょうか。

私のことをいえば、元はコレステロールが高かったのですが、長いあいだ気功をやっているうちに、すっかり正常値に落ち着いてしまいました。もっとも、正常値というのもクセ者ですが……。

◎医者の結論◎

コレステロールや活性酸素の値が高いからといって、すぐに降下剤に頼るのは考えもの。まず、ライフスタイルを整えること。

Q28　健康診断は、毎年かならず受けるべきか

五木　いま、予防医学ということが叫ばれていますね。病気にならない状態で、手を打っておこう。そのためには、人間ドックなどの検診を受けようといっている。そのうち全国民に義務化するという話もありますが、どうですか。

帯津　義務化というのは、これはどうですかね。

五木　検査も大事でしょうけど、やはり、毎年しなければいけないのかしら。

帯津　いや、人間ドックにしても、定期健診にしても、見落しはいっぱいありますから、まあ見つかるものもありますから、功罪半《なか》ばかもしれませんが、あんまり安心してもいられないですね。

五木　検査そのものによる、ストレスというのもありますね。それと、日本人はいちばん、レントゲンの被曝《ひばく》量が多いんじゃないかといわれたりする。レントゲンの微量被曝というのが、じつは問題だと。厚生労働省が、今度たしか、二十歳以下の若い人たちの

健康診断で、レントゲンはかならずしも撮《と》らなくていい、という方針を出したという記事が出てました。やっぱり、その影響があるということが、どこかで出てきているからではないでしょうか。あんまり神経質になることもないけれど、簡単にレントゲンを受けるというのも、どうかと思います。だって、撮る側はちゃんとガードしているんですから。撮られる側だけ無防備っていうのは、それはないですよ（笑）。

　だから、レントゲンを撮ったときには、レントゲンを撮られたという意識を、しっかりもつことが大事で、そのつぎに行ったとき、「レントゲンは二日前に撮っています」といわなければいけないんじゃないか。歯医者さんなんかへ行くと、簡単にレントゲンを撮るでしょう、とても気楽に。

　セカンドオピニオンを求める人は、前にレントゲンを撮りましたというのを、隠すことが多いそうです。前のお医者さんに「レントゲンのフィルムをください」なんて、なかなかいえないから。そうすると、二軒、三軒まわって歩いて、昨日も撮っている、今日も撮っていると。つづけてやると、それは蓄積しますね。

帯津　そうですね。CTなんかも、ガンの患者さんの再発を早く見つけるというので、定期的に撮るでしょう。撮り過ぎですね。

五木　レントゲンの照射量は、小なりといえども被曝なんだから、便利なだけに両刃《もろは》の剣《つるぎ》だということをしっかり考えるべきですね。人間の体を輪切りにして、あんなに具体的に詳《くわ》しく見せるというのは、体のなかをいろんなものがとおり抜けているわけでしょうから。

帯津　レントゲンだけでなく、検査過程における事故というのも、結構あるんです。

五木　そういえば、ある作家の例ですが、彼は神経質な人で、半年か三カ月に一回くらい、人間ドックにはいるんです。あるとき人間ドックにはいったら、若いお医者さんだったらしいけれども、腸にポリープがあるから、ちょっとつまんでおきますといって、その場で簡単にちょんちょんと処置してくれた。ところが、その夜中に激痛が起きて、どうにもならなくなった。奥さんも大騒ぎして、看護師さんに、とにかく痛いから検査して欲《ほ》しいと頼むと、なにをいってるんですか、朝にならなければ担当医はこないんだからダメ、といわれた。そして朝になって診察したら、穴があいていて、出血が腸内に溢《あふ》れてたそうです。それで三カ月入院したという。

帯津　そういうことがあるんですよ、あるパーセンテージ。だからかならず、うちなんかでも、やったあとは、二日ぐらい入院してもらうんですね。観察するために。

そうですか、その方も、たいへんな目にあいましたね。

五木　奇跡の生還をしたと、自分でいってましたね。原稿が遅いといわれたけれども、じつは入院していたんだそうです。ポリープをとるといっても、そんな簡単なものではない。やっぱり手術と一緒ですものね。

帯津　じつは、そういうことも起こるんです。あるパーセンテージで穴があくんですね。

五木　検査を受けることのリスクもあるようですね。また、おとし亡くなった、ある会社の社長さんは、検査のとき肺にカテーテルが刺さって、それで亡くなられた。また、ほかの社長さんは盲腸だったのに、内科の医者で盲腸がわからなかった。最後に腹膜炎かなと大騒ぎしているときに、外科医がとおりかかって、これは盲腸だから切らなきゃダメだと、それで切ったんですけれど、後遺症が出て大変だったそうです。

盲腸と、結核と、梅毒は、わからない人もいるといってましたけど。

帯津　昔は、盲腸、盲腸といって、すぐ手術したんですよ。私、静岡県の病院に出張しているとき、外科医になりたてだから、やりたくてしようがないんです（笑）。盲腸の手術というとかならず呼ばれて、年間百三十人くらい手術したんですよね。

五木　えーっ。

帯津　ところが去年、同じ病院で、年間どれくらい盲腸ありますか？　と聞いたら、十例だというんです。百三十が十でしょう。どういうんですかね。オーバーに切っていたか、あるいは時代のちがいでしょうか。

五木　いまはまあ、薬で治るケースも多くなったんですか。

帯津　ええ。薬で散らすんですね。

五木　「人間を見るな。病気そのものを診《み》よ」というのは、十八世紀にパリ医院が設立されたときの、情熱的なスローガンであったわけだけれども、これは、それまでの御典医的な医者とか、占い師みたいな医者とかにくらべると、病気の原因をしっかり診る、王様であろうと、労働者であろうと、病人なんだという、すばらしい宣言なんですよ。

それが二百年か三百年たつと、逆に病気しか診ないで、人間を見ないということになってくるんですね。いまは「病気とともに人間を見よ。人間とともに病気を診よ」という時代にはいってきているわけですね。

帯津　それが、ホリスティックになったわけで、人間まるごと診るという。

五木　帯津さんは、その先駆者《せんくしゃ》でいらっしゃる。そう考えると、健康診断はオールマイティではないということですね。大切なことは、自分で自分の体調の変化に気づく、敏感なアンテナをもつことでしょうか。

◎医者の結論◎

健康診断を受けているからといって、万全ではない。見落しもあれば、ミスもある。大切なことは、日ごろの体調の、細かい変化を自覚すること。

Q29　Oリングテスト診断は有効か

五木　O《オー》リングテストというのが、一時期はやりましたね。たしか東アジアの民間医療のひとつだとか。右手に薬や食べ物など、チェックしたいものをつかみ、左手の親指と、人差し指で、Oの形のリングをつくる。その輪に、第三者の両人差し指を入れて、力を加える。右手にもっているものが、その人に合っていれば、Oリングが開かないが、合わない場合開くというものですが。それについては、いかがですか。

帯津　ほんとうのところをいいますと、私も三十年くらい前に、Oリングテストを考えたアメリカ在住の医師・大村恵昭《おおむらよしあき》さんが日本へ来て講習会をやったとき、何回か出たんです。やってみたんですけど、結局は良くないなと思った。良くないなという理由の一つは、こっちの意念がはいっちゃうんですよ。自分がこうだと思うところに、合わせたくなっちゃうんです。指を開けるのがね。

たとえば、この食べ物は嫌いだなと思うと、無意識のうちに指を開いてしまうんです。

私が未熟といえばそれまでなのでしょうが。

それから、あんまり頼ると、それこそ直観（感）力が衰えると思いました。医療、医学というのは、直観が非常に大事だと思うんです。科学《サイエンス》という基礎はあるけど、その上に直感というはたらきが非常に大事で、直感があるから、医療の面白さがあると思うんです。それをみんな、Oーリングでやっちゃうとつまんないなと思って、私、さっとやめたんです。一つの診断大系を確立した大村さんの才能には敬意をいだきつつも、自分の経験として、自分はあまりやりたくない、人がやるのはかまいませんけれども。

ただ患者さんが、あれで、たとえばサプリメントを決めたりするでしょう。それは、ちょっとやり過ぎだと思うんですね。ひとつの診断法として、多くの診断法の中の一つとして、つき合っていけばいい。むしろ直感力のほうが、患者の直感も大事だと思うし、医療の世界は展望があると、私は思っているんですけれどもね。

五木　なるほど。自分の体に合っていると思われる薬や療法をチェックしたら、たまたま指が開いてしまった。それで、せっかく合っていた薬や療法をやめるというのは、短絡的なような気がしますよね。
そういえば、瓜生良介《うりうりょうすけ》さんが、Oーリングをやってられましたね。非常に早く、一九六〇年代から。

帯津　快医学の瓜生さんも、昔からつき合っていますけど、そうですね。たしかに。

五木　瓜生さんのいっている、「自分のなかの心地よさ」というのは、先生も賛成なさるんですね。快医学というのは、私は面白いと思うんですよ。「命」というものは、自分が心地よい方向に向かって動く、その方向を見つけて動かせば、どんどん自分で健康をとり戻すという。

帯津　そうですね。それだけに頼っても、またいけないので、裏づけをとるところはとらないといけませんが。

◎医者の結論◎

Ｏ－リングにかぎらず、ひとつの診断、療法を盲信するのは危険。いろいろな方法、あるいは自分の直観（感）をいかして、納得することが大切。

Q30 プラシーボ効果は、ほんとうにあるか

五木　プラシーボ効果、というのがありますね。単なる粉でも、なにかの特効薬だとか、開発されたばかりの新薬だといって患者さんに飲ませると、ときには絶大なる効果をもたらすという……。こういうことは、まったく意味がないんでしょうか。

帯津　そんなことはありません。プラシーボ（Placebo）については、きちんと認識しておかなければならないと思います。大事な効果で、昔は偽薬《ぎやく》なんていって、ネガティブに考えていましたけれど、ほんとうは医療にとって、いちばん大事なはたらきなんですよね。

プラシーボ効果というのは、患者さんと医療者との信頼関係の上に、出てくるものなのです。

五木　なるほど。

帯津　信頼関係がないところには、出てこないわけですね。いかに、信頼関係が大事か。

それから、プラシーボ効果の大きさは、元の薬の、ほんとうの効果に比例するというんですね。

五木　それは意外ですね。

帯津　効《き》く薬のほうが、プラシーボ効果も大きくなる。歯磨き粉《こ》でプラシーボなんていっているのはダメなので、ビタミンCで痛み止めとか、元来あったんですけれど、それはまったくナンセンスなんです。やっぱり、効き目のあるものの上に、信頼関係がはいって、育つわけです。

五木　なるほど。

帯津　プラシーボは、治療の場面でとても大事なんですね。医療の根底にあるものだと、私は思っていますね。

五木　そうすると、ほんとうに効き目のある薬で、それを出すほうも、「この薬は絶対に効きますよ」と心から信じて、患者さんに渡すわけですね。

帯津　ええ。出すほうも「効きますよ」と、薬を信頼していないと。それで患者さんに対する信頼感があって、患者さんも、ああ、大好きな先生が出してくれるこの薬は効きそうだ、これで成り立つわけです。どれが欠けてもダメなんですね。

牛乳のことで話に出た、アンドルー・ワイルというアリゾナ大学医学部の先生が、あるときいったのは、最大かつ最高の治療法は、「最小の侵襲《しんしゅう》をもって、最大のプラシーボ効果を上げる治療法」ですと。そのとおりだと思います。体に対する侵襲を、うんと小さくする。するとプラシーボ効果は溢《あふ》れるように出てくる。そのとおりだと思うんですね。

五木 なるほど。だけれども一般に西洋医学の医師たちは、プラシーボというものを、親の敵《かたき》みたいに毛嫌いしますよね。やはり、エビデンスがないというか、生化学的なメカニズムが立証されていないという視点から、プラシーボ効果を認めないんでしょうか。

帯津 それは、アンドルー・ワイルもいっているように、実際に治った、良くなったという患者さんの声を信じないんでしょうね。この薬には、科学的根拠がないから効くわけがない、と頭から決めつけてしまい、アンドルー・ワイルの言葉をかりると、「素人《しろうと》の治療体験記をクズかごに捨てて」いるんですね。それを丹念に読んでいくと、プラシーボ反応が、患者を治療に導いていく、すばらしいものだということがわかるのですが。

◎医者の結論◎

プラシーボ効果は、医師と患者のあいだに信頼関係があって、はじめて成立する大切なもの。

第四章

ガン療法の総チェック

Q31　手術、抗ガン剤、放射線の三大療法はすべきでないか

五木　ガンは、いまや不治の病ではなく、治る病気といわれています。しかし、国民の死因の第一位であり、三人とか四人にひとりが、ガンにかかるという時代で、依然として、困難な病であり、怖い病気であることには変わりありません。

そして、ガンに関する情報が溢《あふ》れており、なにがいったい有効なのか、なにをしてはいけないのかということも、混沌《こんとん》としていますね。最近アメリカでベストセラーになった本では、「ガンという診断が下されたら、かかりつけの自然医か、ヒーラーのところに行きなさい。絶対、手術をしたり、抗ガン剤や、放射線治療を施す西洋医学のところに行ってはいけない」と断定したりもしています。

日本でも、免疫療法の理論をとなえる安保徹《あぼとおる》博士は、抗ガン剤、放射線、手術の三大療法は避けるべきといわれています。そのへんは、どうなんでしょうか。

帯津　安保さんは嫌うんですね、三大療法を。安保理論でいうと、ガンをはじめ、難病

の原因は、すべて自律神経のなかの交感神経と、副交感神経のアンバランスで説明がつくんですね（二五二頁参照）。つまり簡単にいうと、交感神経優位がつづくと、白血球のなかのリンパ球が少なくなり、顆粒《かりゅう》球が増える。顆粒球が多くなると、活性酸素が体内に生まれて、それが病気の原因になる。だから、病気になったら、交感神経優位から、副交感神経優位の体にしなければならないと。そうなると免疫作用が高まって、病気が快方に向かうという理論なんです。

五木　それで、ストレスが交感神経を優位にする、大きな原因だといわれるんですね。たしかに病院で診断が下されて、さあ手術だ、抗ガン剤だといわれると、すごいストレスで、たちまち交感神経が高まっちゃいますよね。

帯津　おっしゃるとおりだと思います。手術も、抗ガン剤も、放射線も、たしかにみんな交感神経です。嫌だと思いますよ、されるほうは。

五木　そうです。ある意味で、自分の一部を攻撃されるんだから。

帯津　私は、基本的に、安保理論は正しいと思います。真理だと思うし、百年くらいすると、かなり安保理論が、医療の中心にはいってくると思います。

ただ、いまの段階で、安保さんがすすめる、爪のはえぎわに鍼《はり》を刺す刺絡《しらく》や、爪もみだけで、ガンが全部治るというわけにはいかないですよ。多少は良くなっても。ただ患者さんを前にしたとき、武器はいっぱいあったほうが、われわれ臨床医としては、いいわけです。西洋医学でも、東洋医学でも、民間療法でもなんでもいいから、良くなることが究極の目的なんですから。

五木 そうなんです。なんでもいいから、良くなればいい。それが患者の願いでしょう。

帯津 そう。ですから三大療法も、まだ捨てられないんですね。いまの段階では。悪いといっても、手術だけで治っている人もいっぱいいますし。抗ガン剤だって治っている人もいます。放射線だってね。そういう人を、やはり失いたくないですから、両方……。

安保さんのいうことが、正しいことはまちがいないんだけど、免疫系を高めるほうの戦術が、もっと成長してくるまでは、もう一方の方法も使っていかなければいけない。

五木 なるほど。だけど患者さんとしたら、三大療法は避けるべきだというメッセージは強烈だし、ありがたいから、そちらの道に救いを求める人も、多いんじゃないですか。

帯津 ええ。あの方は非常に律儀《りちぎ》な人で、著書の最後に新潟大学の研究室の電話番号が書いてあって、患者さんからの相談にも、きちんと応じているんですね。このあいだも、安保さんにすすめられたという埼玉県の人が、私の病院にやってきましてね。肺の小細胞ガンなんですよ。

その患者さんは、その小細胞ガンに対して、ある大きな病院で抗ガン剤をやっている最中なんだけど、その副作用でもうまいってしまったので、抗ガン剤をやめたいと思った。安保さんに電話したら、それは、やめなきゃだめだと。抗ガン剤なんかやめなさい、といわれたというんです。話しているうちに「なに、埼玉県。埼玉県なら帯津先生がいるじゃないか。帯津先生のところへ行きなさい」と。

ただ、肺の小細胞ガンというのは、抗ガン剤がものすごく効《き》くんですね。手術なんかやったらだめなので、まずは抗ガン剤です。小細胞ガンはものすごく悪性なんですね。悪性ほど、こっちも切れ味のいい武器を使わなきゃいけないんですけれど……。

五木　それで、帯津さんのところへやってきたと。

帯津　ええ。私のところへくれば、抗ガン剤をやらないで治療してくれると思ったんですね。私は反対に「だめです。小細胞ガンなんだから、ちゃんとやってください。私のところへきてもしようがないから、向こうで予定量を完遂《かんすい》してからきてください」といったんです。「でも、安保さんが……」というから、安保さんがといったって、安保さんは臨床家ではありませんと。研究者だから、自分の信じたところをまっすぐいって、それを正直に、あなたのためにいっているんだから、これはこれでいいんだけれど、私たち臨床家は、目の前にいる人をなんとかしなきゃいけないので、理想だけいってたってしようがないと。

なんとかするためには、武器はいっぱいあったほうがいいんですよ。多少、副作用があっても、抗ガン剤を使うべきときは使わないと、しようがないわけですね。あれはだめだ、これはだめだといっていられない。

五木 安保理論は、基本的に正しいけれど、現状では、臨床がそれについていけないということですか。

帯津 まあ、そうですね。ただ、なかなか理想的にいろんなことをいっていてもね。いまはちょっと時期が早いんだと、みんな思っています。

安保さんの免疫療法は、まだ治療法として確立されていませんから。ただ、五百年もたてば、治療法として確立されるでしょうし、安保さんの考えで、すべていいと思うんですね。そのへんは、彼にもいっているんですけど。

◎医者の結論◎

三大療法を嫌う、安保徹さんの免疫理論は正しいが、現状では、まだむずかしい。時と場合によっては、三大療法が効果をあげるケースも十分にあるから、頭から否定しないほうがいい。戦術は多いほうが良いのだから。

Q32　ガンの早期発見は、幸運なのか

五木　一般的に、ガンは早期発見こそ喜ばしいといわれますが、私は早期発見というのは、ある意味では不幸だと思うときもあるんです。

帯津　早く見つけていいこともあるし、悪いこともありますね。手術して、合併症で死んだりする人もいますからね。

五木　それだけでなくて、闘病生活というのは、すごく苦しいでしょう。たとえば手術というけれども、手術における体への侵襲《しんしゅう》というか、その影響は、すごく大きいものがあると思う。

帯津　早期発見で、手術をして、合併症ということがよくあるんです。これはやっぱり、辛《つら》いですね。患者さんの死に方にもいろいろありますが、医者としては、手術のあとの合併症で死ぬというのが、いちばん辛い。

私なんかも、術者としてそういう経験があるんです。ほんとうに申しわけないことを

した、と思い出すことがあります。合併症で命を落とす、しかも胃の早期ガンなんか、慶應義塾大学放射線科医師の近藤誠《こんどうまこと》さんのいう「ガンもどき」。自然にまかせても悪化しないガンですからね。ガンもどきを手術して、合併症で亡くなったんじゃ、やりきれないというか、なんともいいようがないので、早期発見が、かならずしも喜ばしいこととはいえないわけですね。

五木　私はこう思うんです。体のなかには、正真のガンとともに、一方、いわゆるガンもどきができたり、消えたりもしている。一説によると、成人で、一日に千個から三千個のガン細胞ができているそうですね。もしかして、自然に消えてしまうかもしれないものを、たまたま検査かなにかで発見して、即手術するというのは、どうも納得ができないところがあるのですが。

帯津　私のところに、ものすごく悪い状態できた男の人がいました。それはむかし、「11PM」というテレビ番組によく出ていたUFO研究家の、矢追純一《やおいじゅんいち》さんが連れてきた方なんです。ものすごく進行していて、どうにもならない。矢追さんが、私と二人だけになったら、「いやー、あいつも検査なんか受けなきゃよかった。発見されたばっかりに、こんなになっちゃった」といっているんです。

五木　その人は、ものすごく悪い状態だったといいますが、自覚症状はあったのでしょうか。

帯津　いや、自分では胃もたれぐらいにしか、感じていなかったらしいんですね。会社の検診で精密検査をするようにいわれたそうです。発見されなければ、知らぬが仏で、そのほうが良かったというんですね。たしかに、そういうこともいえますよね。

いちがいに、早期発見も、いいとはかぎらないですね。知らないでいたほうが、充実して、その日、その日を生きているかもしれません。

五木　ほんとうに、そうだと思う。ガンの性質、また本人の体質にもよるのでしょうが、進行性のものだったら、発見されてもすぐ悪化するケースもあるだろうし、放っておいても、そのままじっとしているガンもある。そこは、なんともいえないわけですね。

帯津　ええ。ガンは非常に個性的な疾患《しっかん》なので、なにがいいか、簡単には結論づけられないんですよね。

◎医者の結論◎

ガンの早期発見が幸運とは、いちがいには言えない。

Q33　ガン検診は、むやみに受けないほうがいいか

五木　放射線科医の近藤誠《こんどうまこと》さんが、何年か前にガン検診無用論を発言されて、ガン専門医の人たちから、非難囂々《ごうごう》だったのを記憶していますが、早期発見にもリスキーな面があるとしたら、あまり神経質になって受けなくてもいいんじゃないかと思うんですがね。体の声を聞いて、なにか、いつもとちがう痛みとか、不快感を感じたときに、病院に行って検査をしてもらえばいいんじゃないかと。

でも一方で、ガンというものは、音もなく忍び寄るものだから、自覚症状が出たときには遅すぎる、もう手遅れだといわれているんですね。そこはどうなんでしょうか。

帯津　いやあ、音もなく忍び寄るといっても、なんらかの微細な症状はあるはずですよ。それを感じながら、忙しさにまぎれて、検査を先送りにしてしまう、ということなのではないでしょうか。その微細な変調を、キャッチできる感性を磨いておくことのほうが、大事だと思いますね。そのほうが、やたらと定期検診を気にするよりは、人生としては

るかに豊かなものがありますよ。

昔、Mさんというテナーサックスの奏者がいました。この人がある日、ウイスキーを飲んだら、食道にチリッという感じがあったそうです。すぐに内視鏡検査を受けたところ、小指の頭の何分の一かという、小さな食道ガンが見つかったのです。これぞ芸術家の感性だと感心したものです。この場合など、ガン検診をしても、きっと見落とされたと思いますよ。

五木　知り合いから聞いた話ですが、六十代の女性が子宮ガンの手術をして、その後、定期健診に行って、腫瘍《しゅよう》マーカーを調べていましたが、あるときその数値が上がっていた。病院では、どこかにガンが再発した可能性があるから抗ガン剤をする、といったそうなんです。その女性は、抗ガン剤を打つとどうなるか想像できたので、どうしても嫌だと拒否して、安保理論を実践しているクリニックに駆《か》けこんだんです。そこで血液検査をしながら、爪の先に鍼《はり》を打つ、刺絡《しらく》療法を行なったのですが、かかっていた病院で検査をすると、腫瘍マーカーはどんどん上がりつづける。

病院では、「明日にでも入院して、抗ガン剤を打ちなさい」とせまる。一方、クリニックの先生は、「いま、せっかくリンパ球が闘っているんだから、もう少し待ちなさい。

そう検査ばかりしないで、自分の体の治癒力を信じなさいという。その女性は、その言葉を頼りに、免疫療法一本でいったところ、四カ月くらいたったときから、少しずつ腫瘍マーカーが下がりはじめ、三年たったいまでも、ずっと平常値を保っていると聞きました。

その人も、不安でたまらないときに、新潟大学の安保研究室まで電話したそうです。そうしたら安保さんから怒られたって。ある程度時間がたたなきゃ体は変わらないんだから、一カ月に一度、腫瘍マーカーをはかったって意味がない。下がらなければ落ちこむんだから、はかるなって。

帯津　いやあ、ほんとうですね。そういうこともありますよ。先のことは読めません。だから、ガンほどミステリアスなものはないというのが、私の持論です。

自分で最終判断を下して、あとは後悔しない。自分が選んだ道だから、という覚悟が必要なのです。

◎医者の結論◎

定期的なガン検診よりも、自分の体のごくわずかな変化に気づく、鋭敏な体内センサーを身につけること。

Q34　ガンの苦痛緩和に、モルヒネは最良か

五木　ガンの痛みは、いまは完全に緩和《かんわ》できますか？

帯津　痛みに関しては、完全に抑えられます。

五木　ほんとうに？

帯津　ええ。ただ、それだけ痛み止めを使うと、頭がボウッとしてくることは避けられないんですね。

五木　そういうことですね。

帯津　その人らしくなくなってくるので、これが困るんです。

五木　それはイヤだな。

帯津　それは、その人も望まないし、家族も望まないでしょうね。その人らしさがなくなると。だから外国では、完全に痛みを抑えて、その人らしさを残すために、大麻なんかを使っているところがありますね。オランダとか、アメリカの西海岸とか。

五木 ええ。

帯津 そういうことも、半面やらないと。痛み止めだけはもう、いいものができています。

五木 いま、もっぱらの痛み止めは、モルヒネ系のものですか？

帯津 そうですね。

五木 なんか日本の医者は、モルヒネを使うことに、非常に抵抗があると聞いたことがありますけれども……。

帯津 それは少し前ですね。いまはもう、それはないですね。

五木 それは前の話で、いまは大丈夫《だいじょうぶ》と。なるほど。ただ、この国のペイン・クリニックというのは、意外に発達していないんですよね。

帯津 そうですね。

五木 だから、医者のなかには、まだ古い世代の医者もいて、病気を治すんだから、痛いのは当たり前だみたいな……とんでもない野蛮な人も、ものすごく多いようだから（笑）。だいたい、ペイシェントという言葉が良くないですね。ラテン語で「Ｐａｔｉ」は苦しむ、「～ｅｎｔ」が人というから、苦しむ人。苦しむのが当たり前のように考えられている（笑）。まず苦痛を和《やわ》らげる。これが医療の第一歩でしょう。あまり痛みがつづくと、それだけで死にたくなったりする。

ところで、ガンの苦痛に対して、ホメオパシーはどうなんでしょうか。

帯津　ガンに対するホメオパシーの効果には、大きく分けて四つのものがあります。

①ガン細胞に対する直接効果
②化学療法や放射線治療の、副作用を軽減する効果
③その人の本来的な歪《ゆが》みを是正《ぜせい》する効果
④さまざまな症状を改善する効果

ざっと以上ですが、それぞれの患者さんの状況に応じて、使い分けていくのです。当然、痛みに対しても有効です。ただし、この除痛作用は、西洋医学の鎮痛剤のような、痛覚の伝導路を遮断《しゃだん》するものではなく、命のレベルにはたらきかけるわけですから、切れ味ということになると、モルヒネには劣ります。しかし、痛みというのは、その人の心の状態も深く関係していますので、ホメオパシーによって緩和されることは、いくらもあります。

◎医者の結論◎

モルヒネ系の痛み止めは効果が高いが、幻覚や、思わぬ副作用に悩まされることがある。ホメオパシーは、患者さんの命のレベルにはたらきかけるので、おだやかに作用する。

Q35　ガンに対して、なにも治療もしないことは賢明か

五木　ガンというのは、発見されて放っておくと、どうなるんですか。

帯津　私のところは、手術が嫌で訪れるというガンの患者さんが多いんです。それじゃあ手術しないで、次善の策でいきましょうと。

　ただ次善の策のほうが、よっぽど大変なんです。食事に気をつけて、運動して、サプリメントも飲んで、漢方薬も服用してという感じでね。手術すれば、ある期間で解放されますでしょう。もちろん再発予防ということもありますが。次善の策のほうが大変なんですが、手術なんか嫌だという人は、一生懸命やりますよ。とくに、乳ガンの方が多いですね。

五木　手術が嫌だという人が、乳ガンの方に多いということは、患者さんは女性が多いわけですね。

帯津　ええ。がんばっていくと、五年くらいすぐたつんですよ。べつに、そんなに悪く

ならない。消えるというのは、よほど小さいものでないと、消えません。だから五年たって、良かったねというんだけど、まだあるんですよ、ガンは。これも善《よ》し悪しなんです。

五木 なるほど。

帯津 胃ガンの方で、手術をしないで、だんだん悪くなってきて、もうここで手術に踏み切ろうといって手術をしますね。手術に踏み切らなかったその期間やっていたことは、無駄ではないんですけど、ガンは進行していますから……。

五木 そこが問題です。

帯津 やっぱり、最初のときにやっておいたほうがいいですよね。でも、本人の生き方というものがありますから、これを中心に考えないといけないですね。

五木 むずかしいところです。

帯津 たとえば、年寄りの胃ガンの人で、じつは、私の子どものときの同級生のお母さんなんですけど、七十五歳のときに胃ガンになって、わりあいに早い時期なので手術をすすめたら、嫌だというんですね。それで、丸山ワクチンと漢方薬で治療していたんです。けれども、とにかく手術すべきときは手術してくださいよと、お願いした。三ヵ月に一遍ずつ内視鏡で診《み》ていたのですが、だんだん大きくなってくるんです。三年たったときに、なんと最初のときの五倍くらいになったんですね。

五木　五倍に。

帯津　もう手術しましょうといったら、本人は、まだ嫌だというんですよ。じゃあ、もう三カ月待ちます、そのとき、もしいまより大きくなっていたら決定ですよといって、帰っていった。ところが、三カ月して内視鏡で診たら、なにもないんです。全部消えちゃって。

五木　そんなこと、あるのかなあ。

帯津　これが不思議で、全部消えなくてもいいと思うんです。なにか痕跡が残っていても。

五木　小さくなっているとかね。

帯津　ええ。それがなにもない。内視鏡を診ていたスタッフが大声で私を呼ぶので、検査室に行ったら、「先生、なにもないです」と。この人はいま、九十五歳くらいになりますけど、元気ですね（笑）。

五木　いや、わからないものですね。だからガンなんていう病気も、まれな例だろうけれど、なにもしないで、しっかり見ていると、ある日突然、消えるのかもしれない。その前に手術したり、いろいろ治療するからわからないけど、これはなんともいえない。

帯津 ええ。まれなケースですが。

五木 もちろん、それは例外かもしれない。たぶん例外中の例外の、ラッキーなケースだろうと、つい悲観的に考えてしまうところが嫌ですね（笑）。その人は、手術が嫌で、絶対この三カ月で消してやるぞとか、そんなことを思ったのでしょうか。

帯津 いや、そんなことでもないんですけどね。ただ、なにかあったかと聞いたら、踊りの発表会があって、そこで自分が主役のようにやれたこと、この喜びがあったかなという気はすると、本人はいっていましたが。

五木 いい気持ちになるということが、大事なんですね。いや、そういう例があるから、いろいろむずかしくなるんです。

帯津 ええ、そうなんですよね。一般的には、そうあることじゃないんですけど。

五木 でも、そういう奇跡的と思われるような話は、しばしば聞きますね。それに対する医師側の話は、もちろんこれはわからないと。最初の診断がまちがっていたんじゃないかと、よくいわれたりするんだけど、いや、それはないと。じゃあなぜ、こうなったんだ？　その説明はいま、われわれの段階ではできないと。こういうことで終わっている例が多いわけです。

帯津　ええ。

五木　それに対して、心理学者とか宗教学者の人たちは、そこで、なにか精神的なものが、スピリチュアルなものがはたらいたんだといいますが。

帯津　スピリチュアルな要素は、ガンの治療でとてもウエイトが大きいと思いますよ。私は五年間、イギリスのスピリチュアル・ヒーリング、手かざし療法ですけれど、それの研修ツアーをつくって行っていました。

五木　ほう。いわゆるハンド・パワーですか。

帯津　ええ。イギリスの手かざしは、宇宙の根源からエネルギーをもらって、患者さんの体内に送りこむというものです。ある一定のトレーニングを修了すると、だれでも施療者として開業できるんです。しかも病院のなかに設置されていれば、健康保険もきくんです。

五木　それは進んでいますね。さすが、心霊研究の中心地だな。

帯津　ええ。さすがは大英帝国と感心しました。

私がお会いしたヒーラーは、誇りと謙虚さを兼ね備えて仕事をしています。自分たちのやっているヒーリングは、命の場にはたらきかけるものなのだ。主として体にはたらきかける西洋医学よりは、だから本来の医学なのだという誇り。一方で、それにしても科学的な裏付けはまだまだ。あまり大きなことをいってはいけない、という謙虚さ。だから、ヒーラーに対する一般の評価にも高いものがあり、健康保険の対象にもなるのですねえ。

◎医者の結論◎

ガンを発見して、なにもしないという選択は、医者も患者もなかなかできない。ただ、なかには自然退縮、あるいは消滅してしまう例も少しはある。

Q36　気功でガンは治るか

五木　帯津さんのところでは、気功をなさっているでしょう。

帯津　ええ。

五木　気功というのは、実際に中国では病院で、療法として確立されているようですけれど、日本の場合には、まだちょっと……。

帯津　日本は、そんなにはまだやられていませんね。

五木　ええ。

帯津　私のところは、もう、二十五年間、道場があってやっているんですけどね。でも気功は、いわゆる西洋医学の機械の修理のような治療法じゃなくて、なにか命のエネルギーを、少しずつ上げていくという治療法だと思うので、これだけで治そうというんじゃなくて、ほかのものもやりながら、併《あわ》せてやるには、いい方法だと思っていますがね。

五木　いちばん大事なことは、これだけで、というものじゃないという、あらゆることをトライしてみるということですか？

帯津　ええ。

五木　それこそ、ものごとの原因は、百くらいあるような気がします。いま、「複雑系」という言葉があるけれども、現実は混沌《こんとん》として、日々動いているというのが真実でしょう。そういうカオスのようなものに対処するためには、たとえば玄米だけを食べればいいとか、気功だけしていればいいとか、そんな簡単なことじゃないと思うんですよ。

帯津　ええ。

五木　ですから、いいと思われることを数多く試みて、自分の体質に合ったものを、そのなかから、しっかり発見するといいですよね。

帯津　いや、ホント、そのとおりですね。

五木　新しい薬を処方されても、なにか不快なときは、やめたほうがいい。その人の体に合わないんだから。この薬を飲むと、なんか嫌な感じがするとか、そういうことってあります。薬には、やはり副作用がかならずあるものなので。ただ気功は、だいたいの人が気持ちがいいといいますね。自分でしても、施術者から気を入れてもらう外気功にしても、体が軽くなって、気分が良くなるといいますから。きっといいものなのでしょう。

帯津　ええ。気功は、人間の「命の場」のエネルギーを高めてくれるので、だれにでもいいと思います。気功は調身《ちょうしん》・調息《ちょうそく》・調心《ちょうしん》から成ります。これを気功の三要といいます。調息は呼吸法ですが、吐く息に集中します。すると、副交感神経がはたらきはじめます。副交感神経が優位になると、リンパ球が増えて、免疫能力が高まるというのが、安保免疫学の理論ですから、気功はガン治療の一つの手段にはなり得ます。

だから、うちの患者さんたちはみな、確信に満ちた表情で練功《れんこう》していますよ。安保先生にはいつも感謝しております。

五木　気功といっても、たくさんの種類があるそうですが。

帯津　ええ。中国では、三千種ぐらいあるのではないでしょうか。

五木　とくに、ガンに効《き》くというものはあるんですか。

帯津　中国では、郭林《かくりん》新気功という行功《ぎょうこう》、つまり、歩きながら独特の呼吸を行なうものが、非常に人気があります。どうしてガンに効くのか調べてみたのですが、明確な理由はわかりませんでした。ただ、実際に効果があるようですね。

郭林さんという女性の絵描きさんが、自分で編みだした呼吸法で、自らのガンを克服したのがはじまりです。でも、郭林新気功だけが良い、というのではありません。「功法に優劣なし」というのが、私の医療気功二十五年の経験から生まれた持論です。楽しくやれる功法が、つまりはその人の功法です。

五木　たしかに、体験のなかで編みだされたものは、説得力があるし、強いですね。ところで、気功では、ガンはどういう病気と考えられているんですか。

帯津　中国医学的には、ガンの原因は四つに大別されます。毒熱がたまる、水毒によるもの、瘀血《おけつ》によるもの、そして正気《せいき》が虚《きょ》してなるもの、の四つです。漢方薬には、それぞれに対応した処方があります。

五木　瘀血ね。血液が滞《とどこお》った状態。その瘀血を気功でとるという考え方ですね。

帯津　ただ、気功の場合は、それほど分けなくても、とにかく命のエネルギーを高めるのだと理解して、やっています。

五木　なるほど。

◎医者の結論◎

気功だけで、ガンが治るのではないが、「命の場」のエネルギーを高めるため、ガンの治療に貢献していることはまちがいない。

Q37 代替療法は、ほんとうにガンに効くのか

五木 ガン治療の代替《だいたい》療法は、それこそ星の数ほどあると思います。たとえば、飲尿療法などというのもあったんですが、あれはどうですか。効果はありますか。

帯津 あれも、うちの患者さんのあるパーセントの人は、いつもやっていますすね。

五木 いまでも？

帯津 いまでも。私に聞きにくるんです。やってもいいですかと。私は、あれはタダだから、いいじゃない、やってくださいよ、というんですけどね（笑）。

五木 たしかにタダだ（笑）。

帯津 ただ、どうしてもできない。美的感覚からいって、それは絶対できない、死んでもできないという人もいますよね。

五木 もちろんそうでしょうね。うーん。自分の尿でワクチンをつくってくれるところがあるんだそうですね。蓮見《はすみ》ワクチンでしたか？

帯津　蓮見ワクチンは、おしっこからつくりますね。
五木　自分の尿を送ると、それを元にして。
帯津　ええ。まあ受診して、ちゃんとやって、つくってもらうんです。蓮見ワクチンも、年数からいくと、何十年にもなるでしょう。でも、確たる評価はむずかしいんです。あれがいい人もいるから、人は行くんですけれど、そうでない人もたくさんいるし。それは、ほかの治療法にもいえることなんですが、これ一つでガンが治ったというケースは、ほとんどない、といっていいと思います。一つの療法が効《き》くか効かないかは、個人によってちがいますから。
五木　ガンの代替療法というのは、まさに「混沌《こんとん》の養生法《ようじょう》」ということになりますね。人それぞれに……。
帯津　そうですね。
五木　つまり、いろいろいわれているけれども、そんなに確たる根拠はないんだ、ということでしょうか。
帯津　まあ、なにが自分に合うかは、直感で決めるしかない。
五木　ほんとにそうですね。直感に、ある程度のデータを付け加えていくということかな。たとえば、私は、気圧が下がってきて、偏頭痛の予感が出てくるときには、まず唾《だ》液《えき》が粘っこくなるんです。それから鏡を見ると、上まぶたが下がってくるとか、首のうしろに熱っぽい感じがあるとか、予兆は具体的に出てきていますね。

それで天気図を見ると、大阪あたりまで低気圧がきているから、ああ、これはもう、六時間後くらいに東京は雨が降るなと。そういう風なことを発見するのは、すごく大事ですね。個人個人ちがうんだから。なにがちがうか。たとえば、血管の静脈の青筋が、変に浮きだってくるとかね。それぞれの人にサインがあるんですよ。サインというのは、予兆ですから。

帯津　そうですよね。

五木　これは、大事だと思いますね。

帯津　ええ、ええ。

五木　ある知人が、数年前に脳梗塞《のうこうそく》で倒れました。その日、その人の身近にいた医師の方から聞いた話です。

帯津　ええ。

五木　前の晩に、みんなでワインを飲んだそうです。ワインを飲んでいるときに、その人が、ふっと、今日はいやにワイングラスが重く感じるなといって、両手を添《そ》えて持たれたんですって。その医師の方は、「そのとき、ぼくはすぐに、彼を連れて病院に行くべきだった」と後悔していました。翌朝、その人は発作に襲われたのだけれども、物を持って、ふだんより重く感じたり、それを落としたりするということも、やはり、ひとつの予兆なんでしょうね。

帯津　そういう兆《きざ》しを見つけるのが、むずかしいんですが。

五木　むずかしい。だからそういう予兆の、細かいところに、敏感にネットを張っているということが、すごく大事だと思うんです。それにはやっぱり、自分を観察すればいいわけだから、自分を知るということが大事なんですね。普通は、心を見つめるというじゃないですか。「見真《けんしん》」といって、自分の真実を見つめる。だけど、心だけじゃなくて、自分の体を見つめるということも、ものすごく大事なんです。体の声なき声を聞くという。

私は「身体語」といっていますけれども、それと問答《もんどう》して考えていかなければいけない。

帯津　ええ。そうすれば、体の変調に気づきやすいし、自分の病気の数ある療法のなかでも、情報に惑わされずに、自分に合ったものを選ぶことができると思います。

五木　現在、代替療法はどんなものがあるんですか。

帯津　大きく分けて、八つに分類できると思います。整理しますと、

①伝統医学（アーユルヴェーダ医学、中国医学など）

②独自の思想に基づくもの（ホメオパシー、シュタイナー医学など）

③手技療法（オステオパシー、カイロプラクティック、指圧、鍼灸《しんきゅう》マッサージなど）

④心身相関療法（バイオフィードバック療法、自律訓練法、瞑想・イメージ療法、アロマテラピー、音楽療法など）

⑤いわゆるエネルギー療法（気功、スピリチュアル・ヒーリングなど）

⑥食事・栄養療法（ゲルソン療法、マクロビオティック、サプリメント、断食療法など）

⑦薬物療法（丸山ワクチン、蓮見ワクチン、714Xなど）

⑧いわゆる免疫療法（リンパ球療法、養子免疫療法など）

そんなところですかね。

五木　そうか。たくさんあるんですね。そのメニュー、帯津さんの病院では、みんな用

意されているんですか。

帯津　なるべくそうしたいと、努力しています。ガンと闘う武器は、ひとつでも多いほうがいいですから。まあ、代替療法のデパートですね、うちの病院は（笑）。

五木　そんなにたくさんあると、患者さんは目移りしちゃうんじゃないかな。

帯津　私は、おおいに目移りして、いろいろ試しなさいよといっているんです。一つに凝《こ》り固まって、それしか認めないというのは、良くないですね。のめりこんで盲信するんじゃなくて、自分の体の感覚を信じて、冷静に判断しなさいよ、ということなんです。

五木　なるほど。音楽療法というのがありますけれど、これはやはり、モーツァルトのような、いわゆる癒し系のものを聴かせるんですか。

帯津　うちの場合は、ユニークで、患者さんの病室に、音楽療法の担当者が楽器を持って、「流し」の歌手みたいに行くわけですよ。「一曲いかがですか」と。

五木　療法士さんが、リクエストに応《こた》えて歌うんですか。

帯津　その場合もありますし、患者さん本人が歌う場合もあります。面白いことに、リクエストの曲は、だいたい演歌とか流行歌で、それも古いものです。クラシックの歌曲などは、ほとんどないですね。

五木　ああ、それは面白い。なるほど。そういう歌が、魂の底に響いて、なぐさめるんですね。

◎医者の結論◎

代替療法とはまさにデパート。効く人もいれば、効かない人もいる。それを見極めるのは本人の直感である。一つにのめりこんではいけない。

Q38　ストレスが重なるとガンになるのか

五木　安保徹《あぼとおる》さんの理論によると、ガン＝ストレス説が、大きく見られていますでしょう。

帯津　ええ。

五木　でも戦争中、空襲警報が鳴って、防空壕《ぼうくうごう》のなかで震えていたときは、もうストレスの塊《かたまり》で生きていたけれども、みんながガンになったとはかぎらない（笑）。だからストレスのなかにも、悪いストレスのほかに、「さあ今日は、これ、がんばらなきゃいけない」みたいな、前向きに生命を活性化させる、善《よ》いストレスもあるのではないでしょうか？

休日性頭痛というのがあって、今日はなにもしなくていい、一日休んでいられると思うと、頭痛になる人がいるんです。これはストレスが、ポンとなくなるから出てくるものなので、日曜日も計画を立てて、今日は映画なら映画に行こうと決めたほうがいいという。頭痛の専門書を読むと、そういう風に書いてありますね。弛緩《しかん》性頭痛、休日性頭痛。

帯津　五木さんが『養生の実技』に書いていらしたけれど、ストレスは人間が背負わなければならない宿命であると。私もそう思うんですね。これなしの生活は、あり得ないです。

五木　ええ。あり得ないと思いますね。ストレスは。

帯津　だから、私もストレスをなくせとか、はね返せというのは、まちがいだと思うんです。うまくつき合うというか、そういうものだと思うんです。

五木　政治家たちは、ストレスを楽しんで生きている（笑）。ストレスのなかで生きている永田町の連中が、長生きするわけないと思うけれど、中曾根《なかそね》さんにしても、塩ジイさんにしても、なぜか、あの人たちは長生き。ストレスをエンジョイしながら、生きがいとして生きているみたいですよね。闘う、闘争するということで、体中のエネルギーが、パーッと爆発するんだと思いますが、それが、政治家的人間ということなんでしょう。

帯津　私は、こう思うんですよ。安保理論はたしかにいいのだけれど、リラックスだけしていたら、人生面白くない。ストレスだの、困難な状況なんかにあったとき、かえって命が爆発する。その爆発も人生に必要だし、かえって、病気を治す起爆剤になる場合もあると思うんです。

五木　同感です。

帯津　安保さんは、最近あまりいわなくなったけれど、ガンの患者さんは、あるいはガンを予防するためには、会社に行ってもあんまり働くなと。五時になったらサッと帰れと、初期のころはいっていいたんです。でも私は、それに反対していったことがあるんです。働かないで、五時になったらサッと帰って、果してビールが旨《うま》いかというと、旨くないでしょう（笑）。だからやはり、苦労したほうがいいんです、汗かいて。交感神経が一回はたらいて、それから副交感神経の活動を上げるから、自律神経のはたらきの両方のバランスが保たれるので、副交感神経だけで朝から晩までやっていたら、良くないと思うんですね。

五木　それは、絶対良くないでしょう。交感神経というくらいだから、相互、代わりばんこに出てくれないと。あるときは緊張する、緊張のあとに弛緩《しかん》がある。その繰り返し。弛緩だけでもだめ、緊張だけでもだめという。

帯津　ええ。

五木　だから、百パーセントストレスをなくすことは、むずかしいことなんですよ。両者のバランスですから。

帯津　そうなんですね。

◎医者の結論◎

ストレスは、人間が背負わなければならない宿命のようなもの。なくすことより、うまくつき合うことが大切。

Q39 ガンの五年生存率の統計に、意味はあるのか

五木　私は、医学にかぎらず、統計はすべてフィクションであると思っています。数字の選び方に、すでに工夫がなされているからです。ですから、統計は面白いゲーム程度に考えたほうがいいと、そんな風に考えているんですが。

帯津　私も、かねがねいっているんです。統計はあまり信用するなと。でも患者さんで、すぐに統計に頼る人がいますね。

「私の病気は胃ガンの第何期で、五年生存率はどれくらいだ」と、すぐ聞く人がいるんですよ。私自身は、あまりそういうのを気にしていないから、「いや、私はわからないから、どこかで聞いてくれ」と、いつもそう答えているんですけれど。ただドクターがまた、それをいうんですね。

ガンは非常に個性的な世界ですから、私は、統計なんかまったくいらないと思っているんです。だけど、みんな統計でものをいうんですね。

五木　そうなんですよ。あれは良くないですね。一つの暗示をかけていることになる。

帯津　ええ。イギリス・グラスゴーのホメオパシック・ホスピタルは、五年生存率を完全に捨てたんです。こういうものは意味がないと。「命の場」が対象のときに、五年生存率なんてまったく意味ない。そのかわりに、「オーディット」という制度を取り上げたんです。オーディションのオーディットですけれど、「監査」という意味ですね。

患者さんが、病院を監査するという制度なんです。要するに、退院した患者さんの満足度を、徹底的に、オーディット係の人が、病院の職員ですが、ずうっと追跡するんです。その満足度で、病院の評価をするわけです。満足度の高い人がいっぱい出たら、その病院は、高い評価を得られるわけです。これは非常にいいと思うんです。

五木　それはいいですね。患者さんの満足度で、評価が変わるというのは。

帯津　昔は、学会なんかで、統計をすぐに出す先生がよくいたんですね。そういうのを、私たちは陰で「統計屋馬鹿太郎」と呼んでいたんです（笑）。統計屋馬鹿太郎のいうことは、あんまり信用することないので……。

五木　まあ、統計に頼る人は、自分自身に自信がないんでしょう。

帯津　うちの患者さんで、女の人だったんですが、何年か前に私のところにきたんです。

ものすごく怒っていて、「あちらの病院の主治医は、統計の話ばっかりする」と。「だんだん腹が立ってきて、もうあちらをやめてきましたから、先生、あとお願いします」と。だんだん腹が立って、なんといってきたかと思ったら、「もう怒鳴《どな》ってやった。私は統計ではありません。人間です！」と（笑）。それで、帰ってきちゃったというんですね。たしかに、あまりにも統計に頼り過ぎると、ろくなことはないですね。

五木　いや、女の人は強い（笑）。医者と患者というのは、対等関係ではないから、なかなかそんな風には、怒れるもんじゃないんです。

◎医者の結論◎

ガンにおける統計は無意味である。ガンは非常に個性的な病気だから。

第五章

人気療法の総チェック

Q40　病院に行けば病気は治るのか

五木　お医者さんである帯津さんを前に、こんなことをいうのもはばかられるのですが、私は、できるだけ病院に近づきたくない。たとえ病気になったとしても、動物が自分で傷をなめたり、患部をかばったりして自然に治っていくように、お医者さんの手をわずらわせずに立ち直りたい、と願ってきました。もっとも昨今では、犬や猫のほうが、すぐ病院にかかるみたいですけれども（笑）。

帯津　そうですね。ちょっと便がゆるいくらいでも、獣医さんのところに連れて行くそうですから。

五木　ほんとうは、犬や猫たちも迷惑しているんじゃないかな（笑）。知り合いの猫は「お医者さんに行かなくちゃ」という言葉を聞くと、一目散《いちもくさん》に逃げて、どっかに隠れてしまうそうです。

帯津　そうでしょうね。五木さんがおっしゃるように、なかには、悪い気が流れている病院がありますから（笑）。

五木　ほんとうに、そうお思いですか（笑）。なんか嬉しいなあ。お医者さんに同意していただけると（笑）。

帯津　すべての病院の、「気」が悪いというのではありませんが、あるルポライターの女性が、彼女もガンの患者さんなんですが、あるときこう書いていました。

「病院は人びとの怒りと恨みが渦巻いている」と。

たしかに、人間を肉体の塊《かたまり》、物質のようにあつかって治療をすると、魂の部分が大変辛《つら》い思いをし、それが、暗い怨念《おんねん》や怒りとなって発散され、病院内にこもる。これを五木さんは、悪い気と感じられたんじゃないですか。

五木　そうなんですが、みんなよく病院に行きますね。私は、よほどのことがなければ、お見舞いにも行きません。たまたま、このところ病院に行く機会が多いんですが、驚きましたね。時間外だというのに、ロビーには人が溢《あふ》れているんです。緊急の患者さんなんですが、赤ちゃんを抱いたり、家族が深刻な顔をしていたり、世の中には、なんでこんなに病人がいるんだと。

私は、ふだんあまり病院に行かないものですから、仰天《ぎょうてん》したんです。日本国中、病人だらけじゃないかって。
帯津　ええ。ほんとうですね。閑散としている大学病院って、あんまりありませんから。評判の悪いところでも、患者さんがいっぱいいるから、不思議なんです（笑）。
五木　深夜でも、こうこうと電気がついて、受付に職員が何人もいるんです。もう、ひっきりなしに人がくるんですね。この光景には驚きました。薬を受け取る順番を待っている待合室も満員だし。
帯津　ええ。
五木　ずっと入院していると、早く出てくれといわれることがありますね。ふつうの治療の場合は、三カ月が限度らしいですけど。
帯津　ありますね。
五木　手術が終わって、延々といられちゃ困るみたいに。それくらい、みんなウエイティング、空《あき》ベッドの順番を待っているわけですから。日本は病人の国でもあるわけですね。長寿国家でもあるけれども。ほんとうに美しい国というのは、もっと病院が閑散としているようなところではないか、と思うんですが（笑）。
帯津　そういう国にならないと、いけませんね。

五木　ええ。深夜の街に出ると、街中ドラッグストアばかり目につきます。いま日本人は、そういう意味で、病院と医薬と治療に狂奔《きょうほん》しているといっていいくらいの現状ですね。

ところで、いまおっしゃっていた、病院の「気」というものの流れを、もっと良い流れにすることはできないのでしょうか？

帯津　それは私も、毎日、肝《きも》に銘じて努めているのですが。病院の「場のエネルギー」が高くないと、患者さんは良くならない、私は前から、そう思っているんです。

五木　ほんとうにそうです。その場に漂っている「気」が、癒しの気じゃなければならないと。神社仏閣の多くは、太古から、清浄な強いエネルギーの噴き出す「癒《いや》しろ地」だったわけですから、病院もまた、癒しろ地でなければなりませんね。その病院にはいったとたんに、なにか症状が軽くなったり、病気が治癒の方向に向かうような。ところが、いまの病院の多くは、なにか寒々しい「気枯《けが》れ地」のような感じがしますね。

帯津　ええ。患者さんが、その病院の玄関にはいっただけで良くなる、そんな風にしていかなければいけないんですね。

五木　そのためには、どうすればいいのか。決して、超近代的で清潔な設備や医療機器を揃えることだけでないことは、わかりきっていますが。
帯津「場のエネルギー」は、やっぱり病院のなかにいる当事者の人たちの志《こころざし》と、覚悟というか、そういうもので決まってきます。ですから、うちの病院には百人くらい職員がいますけれど、百人がみな同じ志になって、目の前にいる患者さんを、なんとしてでも、一歩でも快癒に向けて、前に押し出すんだという覚悟をもってはたらいてもらっています。これをもってやらないと、「場のエネルギー」は上がりません。
五木 病院の、場のエネルギーの高い低いは、どこでわかりますか。なんとなく感じるものなのでしょうか。
帯津 いろいろなことで、わかります。たとえば、トイレがいつも汚れているようなところは、絶対に良くないですね。
五木 なるほど。帯津さんにとって、患者さんとは、どういう存在ですか。治療をする対象かな?
帯津 そうですね。戦友といった感じですね。とくに、何度も入退院を繰り返しているガンの患者さんには、一緒に戦場で、敵の砲撃をかいくぐってきたような連帯感を覚えます。

五木　なるほど。連帯感というのは、いいですね。私も病気になったら、まず、帯津さんのところに駆《か》けこみましょう。そして音楽療法を受けますか（笑）。

帯津　ええ。どうぞ（笑）。

五木　たのもしいなあ（笑）。気功家の望月勇《もちづきいさむ》さんがいっていましたが、治療の部屋にはいってきたときに、もう治っている人がいると。

帯津　私のところは、なんの治療もしないで、ただくるだけという患者さんが、結構いるんですよ。とにかく、先生の病院にこさせてくれ。自分はあるがままにやるだけだから、とにかくときどき、ここへこさせてくれるだけでいいと。そういう患者さんを、断ることはできませんが、治療費をとれないからお金になりませんので、ほんとうは困るんですよね（笑）。

五木　たぶん、私もその口ですね（笑）。

◎医者の結論◎

「場のエネルギー」の低い病院には、行かないほうがいい。治る病気も治らないで、悪化する場合がある。

Q41 サプリメントは、ほんとうに有効か

五木 サプリメントというのは、最近はコンビニにまでずらっと並んで、みんながとても気軽に買っていますし、ＯＬで、二十万円の収入のうち、なんと七万円くらいを、サプリメントに使っている人もいるという話も聞いています。やっぱり、食物だけではだめですかね。

帯津 いや、そんなことはないと思うんです。私はもともと、サプリメントはいらないという主義です。ただ、ビタミンやミネラルを、サプリメントで補うということを推《すい》奨《しょう》している方は、従来の野菜などのもっている成分が、最近低下している、それを補うと主張していますね。

五木 なるほど、失われているんですか。

帯津 きれいな、ピカピカの野菜だけれど、かなり低い。だから補うんだと。それはまた、それでいいと思うんです。ただ、ほんらいの食生活を工夫して、それで足りないと

ころを補うという形でないとね。安易《あんい》にサプリメントで済ますというのは、良くないと思います。

五木　たしかに、いまの野菜は、昔の三分の一くらいしか栄養素がないといわれれば、説得力があります。しかたなしに補うんだと。完全な有機栽培のものだけを、産地直送で全部揃えることは、実際の生活では不可能だから、それを補うためといわれれば、そうなのだけれど、なにか、エクスキューズになっているような気がします。

サプリメントを飲んでいるから、めちゃくちゃな食生活でも、まあなんとかなるんじゃないかと。一種の保険のような感じですかね。

帯津　ええ。それはあまり良くないと思うんです。やっぱり自然のものから、かけ離れますからね。

五木　できれば、自然の食品で満たすのが正しい。

帯津　と思いますね。

五木　だけど、自然の食品だけで、毒素を吸収しないで、いい食物をとるということは、いまはもう、すごく困難なことなんじゃないでしょうか。

帯津　そうですね。ただ食事をつくる人が、高い意識でいろいろ食材を選んで、調理のしかたも工夫していけば、まあまあ、いけるんじゃないかと思います。

五木　このあいだ、NHKのテレビ番組で、ある人が農薬や土壌改良剤をいっさい使わずに、ほんとうのリンゴをつくろうと苦労したけれども、全然うまくいかない。いろいろ試したあげくに、最後に、なにもしないという方法を試したんだそうです。雑草は生え放題、殺虫剤もかけない。そうしたら、みごとなリンゴができた。大地のエネルギーをしっかりと蓄えた、味の濃い、みずみずしいもので、それを聞きつけて、全国から注文が殺到したそうです。

帯津　そうですか。

五木　そのように、たしかに安全で、栄養価の高い食品は、少ししかとれないから高価になりますね。一部のエリートの口にしかはいらないという、矛盾が起こります。

ところでサプリメントの話に戻りますが、ガンによく効《き》くとか、免疫機能を高めるとか、いろいろなものがありますが、ガンの患者さんは、やはり何種類か飲んでいるんでしょうね。たとえばプロポリス、あれはいったい、成分はなんですか。

帯津　蜂の巣の壁です。蜂は、いろんな草とか花とかのものを集めてきて、自分の唾液《だえき》とで巣の壁をつくるわけですね。その壁から抽出したものです。

五木　いろんなものがありますね。ロイヤルゼリーもそうだし、ウコンとか。

帯津　いやー、ありますね。

五木　ああいうものは、どの程度、効き目があるんでしょうか。

帯津　人によりますね。やっぱり、科学的根拠というか、エビデンスは乏しいんです。

五木　そうでしょうね。

帯津　まあ、薬ではないから、しようがない。その上の可能性を求めていくしかないけれど、その上というのは、たとえばプロポリスだったら、やっぱり自然界のスピリットがはいっていることでしょう。蜂のスピリットは、花のスピリットですね。

五木　なるほど。

帯津　花のスピリットは、大地のスピリット。

五木　そういう風に、理解しなきゃいけないんだな。

帯津　自然のスピリットがはいっているから、捨てがたいものがあるんです。

五木　やっぱり、捨てがたいものがあるんですね。いい話を聞いた。

帯津　ただ、あんまり過大評価しちゃいけないのと、これが絶対ですというのは、そんなのあり得ませんから。

五木 それは、あり得ない、と。

帯津 そういう風に売る人がいたら、それは信用しないほうがいいと思うんです。際立《きわだ》ったものもありません。これが最強のなんとか、というのはないですよ。一人ひとり、その人に合うかどうかで、決まってきますから。

五木 そうですね。

帯津 だから勘《かん》をはたらかせて、いいと思ったら、一、二カ月使ってみて、なにも感じなかったらよせばいいし、なにか感じたら、またつづければいいと。それと、サプリメントでも、治療でも、まず高価なものはだめだと思います。

五木 そうですか。

帯津 それを売りにくる、営業の人の人相が悪いとダメ。

五木 それは面白い。顔つきねえ(笑)。

帯津 患者さんに聞かれるんですよ。どうやって判断したらいいか。私がいつもいうのは、値段が適正であること。

五木 そうです。

帯津 そんなに高いわけがないんです。月に何十万もね。プロポリスだって、ウコンだって。

五木　そうですよねえ。アガリクスだって、一時だいぶはやったのに、いまは悪者みたいにいわれたり。

帯津　そうですね。だから値段が適正なのと、二番目は、断定的ないい方をしないこと。治癒率九十五パーセントなんて、信じられない数字を平気でいう人もなかにはいますけど、こういうのは、頭から信用できません。

五木　なるほど。

帯津　わからない世界ですから。結構、断定的ないい方をする人が多いんですよ。

五木　そうでないと、売れないから。

帯津　三つ目は、人相を見ろ。売っている人が、いい人相の人だったら、買いなさいと。

五木　なるほど。それはすごい発想だ（笑）。

帯津　そう、いっているんです。

五木　意表を突くけど、いいアドバイスですね。異常に高価なものって、やっぱり怪しいですね。なんにでもいえますが。

帯津　ええ。難病の患者さんの会がありますけど、そういうところで健康食品というものは、患者を食い物にしていると、激しくいう人がいますよね。あまりに高いものは、そういう一面はあると思うんです。

ただ、健康食品もサプリメントも、社会的な意義はあるわけですから、私はもう少し値段を安くして、二倍売ったほうがいいんじゃないかと。業者の人に、そのことをよくいうんです。でも、まだまだ高いものが多いですね。

五木 さっきの話でいうと、ある程度、適切なバランスのとれた価格とか、そういうものが大事ですね。それと断定的でない、押し付けがましくないこと。それから、絶対ということは、決して信じてはいけない。

帯津 そうなんですね。それと、五木さんがおっしゃっているように、一つのものをずーっと生涯つづけるのではなく、ときどき休むか、変えたほうがいいと思いますね。

◎医者の結論◎

勘《かん》を働かせて、効果があると思ったらつづける。一、二カ月つづけて効果がなければやめる。高価なもの、断定的ないい方をする人、人相の悪い人からは買うな。

Q42 ホメオパシーは、究極の治療法か

五木　ホメオパシーとは、一つの症状に対して、同じような症状を引き起こす毒薬を、うんと希釈《きしやく》したものを与える療法だということですね。

たとえば、熱が出たときは解熱剤で抑えるのが、一般の西洋医学ですが、ホメオパシーは、発熱作用のある薬を使って、その人のもっている自然治癒力を高めるわけですね。

私はホメオパシーというものに、非常に興味があるんですが、ヨーロッパで最初に発想されたというか、出てきたのはいつごろですか。

帯津　ドイツ人の医者の、サミュエル・ハーネマンという人がはじめたのですが、ハーネマンは一七五五年生まれですから、十八世紀の末ですか。四十六歳で十九世紀、そのころですね。

五木　ということは、ひょっとしたら、デカルト以来の合理主義に対して、一度、神秘主義というか、そういうものへの関心が非常に強まる時代が出てくるけれど、そんな時

代を背景に生まれたのかなという感じもするんです。宗教でも、スピリチュアルなものに対する回帰が、一時期あって、内面的なものとか、人間の心とか、そういうものに対する探究心が、非常に強まってきた時代ですね。

ホメオパシーは、ものすごく微量に希釈した毒物を飲むという、いわゆる正統な西洋医学とは、正反対の考え方ですね。

帯津　そうですね。西洋医学の考え方と合わないところが、いっぱいあるわけです。薬理学にしてもね。そもそも、ハーネマンがこれに気づいたのは、マラリアの治療薬について研究していたときなんです。マラリアにキニーネという治療薬がなぜ効《き》くか。キニーネの収斂《しゅうれん》作用が効くのだと、薬理学の本に書いてある。それを、彼はおかしいと考える。収斂作用のある物質なら、まだほかにいっぱいあるのに、どうしてキニーネだけ効くのか。それで彼は、キニーネの元のキナという木の皮を、自分で食べてみたんです。そしたら、マラリアと同じような症状が起こった。

五木　ほう。

帯津　マラリアに効くものを、健康な人に飲ませたり食べさせたりすると、マラリアと同じ症状を起こす。だから、ある症状を起こすものは、それと同じ症状で悩んでいる人には、これが効《き》くんだと推定して、「似たものが似たものを治す」という原則を考えたんですね。

五木　なるほど。

帯津　実際に、たとえば熱が出ている人に発熱剤を与えたら、熱がもっと高くなるわけです。それじゃ医療にならない。彼は、薄めればいいかもしれないと思って、薄めだした。そうしたら、薄めれば薄めるほど効くんです。

結局、一分子もはいっていないような、ただの水みたいなものがいちばん効くとわかった。それで「最少有効量を用いる」という、二つ目の原則ができた。まあエネルギー医学と、われわれはとらえているんです。

五木　エネルギー医学？

帯津　要するに、物質の持っている物質性を排除して、エネルギーだけ残し、一分子もはいっていない状態にして、それを水に投影させるんです。それを飲むことで、人間の「命の場」のエネルギーにはたらきかける、体じゃなくてね。

五木　体じゃなくて、魂というか、スピリチュアルな部分に、直接影響を与えるんですね。

帯津　ええ。そこで、エネルギー医学という考え方が出てくるんですけど、それは私たちの仮説です。まだエビデンス（科学的根拠）がありません。だれも証明していない。きっとそうだろう、ということですね。臨床的には、かなりのエビデンスがあるんです。たとえば、二重盲検法《ダブル・ブラインド》。西洋医学と同じ手法で、ホメオパシーが、ある症状、花粉症なら花粉症に効きますよという論文は、いっぱいあるんです。だから半分エビデンスがある、ということで、それを頼りに、われわれはやっていますけれどね。

五木　具体的には、どういう療法なんですか。「レメディ」という薬を飲ませるということですが。

帯津　レメディは、「リ」（re）ふたたびという言葉と、「メディ」（癒す）という言葉が組み合わさったもので、植物や、動物、鉱物などの自然物質からつくられた薬で、化学薬品ではないんです。自然物質を採取してきて、それをアルコール溶液で百倍に薄めて、激しく振るんです。百倍希釈を、三十回繰り返すんです。これを「三〇C」と呼びます。

五木　そうすると、元の物質は、ほとんどなくなってしまうわけですね。

帯津　ええ。みかけは、単なる水と同じになってしまいます。

五木　その単なる水が、どうして効くのかという話になりますが。

帯津　ええ。医学界でも、当然そういう疑問が出て、科学的証明、つまりエビデンスがないという論争が、繰り返し繰り返し行なわれてきたんです。

でも、ホメオパシーは、人間の物理的肉体だけではなく、さっきもいいましたが、魂というか、スピリットの部分に働きかけて、自然治癒力を高めるものですから、西洋医学の科学的証明では、はかりきれないんです。

五木　そうでしょうね。帯津さんの病院では、ずっとホメオパシーを使っていらっしゃる？

帯津　ええ。最近では、池袋に専門のクリニックをつくりました。そこでは外来の患者さんを診《み》ています。

五木　だけど、毒をもって毒を制する療法ですから、最初は、それを用いるのに勇気がいったでしょうね。

帯津　そうですね。最初は、私自身、数ある代替《だいたい》療法の一つに過ぎないと、軽い気持ちでいたんです。気の勉強会のとき、ホメオパシーというものが面白そうだから、話を聞いてみようということになって、講師の人を呼んだんです。その人が、ホメオパシーの説明のとき、「レメディとは、『薬の霊魂』だけを残したものだ」といったんです。私、それまで居眠りしながら聞いていたんですが、「霊魂」という言葉にハッとして、飛び起きちゃったんです。

薬も、エネルギーの場をもっているのかもしれない。完全に希釈したレメディは、ほんらいのエネルギーを純粋な形で宿し、それが、人間の命の場にストレートにはたらきかけるのでは……。これはホリスティック医学をめざすものとして、腰をすえて勉強しなければいけない、と直感で悟ったんです。

五木 霊魂という言葉に、敏感に反応するところが、帯津さんらしい。普通のお医者さんだったら、その言葉を聞いただけで、心を閉ざしますよ(笑)。

帯津 ほんとですね。私がホメオパシーの効果を自分の目で体験したのは、うちの婦長に処方したときです。彼女が食中毒にかかって、くの字になってウンウンうなっている。定番の薬を点滴で入れても、いっこうに良くならない。私はそれを見て直感的に、ホメオパシーだと五分で治せると思ったので、彼女にそういったら、怒ってね。「先生、私を実験台にするんですか!」って。

五木 そうでしょうね。はじめたばかりのころですか?

帯津　ええ。だから、なんとかなだめすかして、一粒飲めば五分後に治ると思うから、といって飲ませたんです。そうしたら、ほんとうに五分後に、ケロリと治ったんです。劇的に効いた症例第一号ですね。

五木　実際に希釈する過程というのは、技術的にものすごくむずかしいものでしょう。

帯津　ほんらいは、人がやるんですよ。いまでも小さい製薬会社ですと、人がやっているんですけれど。

五木　製薬会社があるんですか。

帯津　ええ。ホメオパシーの製薬会社。

五木　へーえ。

帯津　大きい製薬会社は、フランスのボワロン社といって、リヨンにあるんです。一度行ったことがあります。これはもう、ほんとうのオートメーションでやっています。ですが、小さいところは人間が希釈して振って、その一部をとってまた希釈して、とやっているんですね。

面白い話があって、振るのは、心がきれいで腕の太い女性がいいそうです。そして、振るときに、聖書を下に置くと、効き目が上がるといわれているんです（笑）。

五木　腕の太い女性（笑）。それは、水かなにかで服用するわけですか？

帯津　いいえ。これはきわめて少量ですから、飲みこんでしまうと、胃液のなかに埋没しちゃうだけで、吸収されません。口の粘膜から吸収させるんですね。いちばんポピュラーな剤形は、蔗糖《しょとう》の仁丹《じんたん》くらいの粒に、レメディを吹きつけてあるんです。砂糖の粒のまわりに、まぶしてあるという感じですよね。口のなかに入れると、蔗糖ですから、一分か二分で溶けます。そうすると、まぶしてあるレメディが口腔《こうくう》粘膜から吸収される。ごく微量ですから、それで十分なんですね。

五木　トローチのような、のどの薬みたいになめるわけですね。

帯津　ですから、楽ですね。

五木　いや、受けるほうは楽でしょうね。

帯津　とくに、ガンの患者さんなんか、いろんな症状に悩まされている人には、これをなめなさいといいます。これが非常に楽なんです。

五木　それは、市販されていないんですね。

帯津　ええ。いま日本では、医療として認められていませんから。私たちは学会をつくって、イギリスのグラスゴーの会社と提携して、そこから取り寄せているのですが。

五木　なるほど。そういう発想のユニークさ……薬は濃ければ濃いほどいいと思うのが、ふつうですよね。

帯津　ええ、そうですね。

五木　朝鮮人参《にんじん》のパックをもらうと、私は二袋くらい一緒に煎《せん》じたりして、二倍効くだろうと思ったり（笑）。

帯津　よく、患者さんに説明するのですが、自然界の物質が原料で、漢方と似ていますが、大きなちがいは、漢方は多く飲めば飲むほど効く。ホメオパシーは、少なければ少ないほど効くと。まあ患者さんだって、そういわれても、なんとも理解しがたいとは思うんですけれど。

五木　理解しがたいところはありますね。でも、辛《つら》い症状というのは、たしかにとれていくんですか。

帯津　とれていくんです。すごいです、これは。もっとも、どのレメディを使うかという診断が、ピタッと当たらなきゃだめですけれど。そのために、患者さんから聞きとりを行ないます。ナラティブ（物語）というんですが、その患者さんの物語を聞くことによって、全体像をつかむわけです。その全体像、ピクチャーと合ったレメディを持ってくるわけですね。そこのところは、推理小説を読んでいるような楽しさがあるんです。

五木 面白いですね。

帯津 ナラティブというのは、患者さんの命が溢《あふ》れ出てくるわけです。

五木 そのとおりです。

帯津 それをつかむんです。ストーリーじゃなくて、患者さんがずっとしゃべっているのを聞いていて、命のレベルのところまでもおしはかって、あるひとつの全体像をつかむんですね。これは非常に芸術的で、すごく面白いんですよ。やりだすと、みんな耽溺《たんでき》というか、のめりこむんです。

五木 なるほどね。

帯津 だけど、のめりこんじゃうと、それだけで全部解決するというのは、やっぱりないので、西洋医学も、中国医学も、大いに活用しないといけないわけです。

五木 なんといっても、副作用が多くないのがいいですね。でも保険はきかないんですか。

帯津 保険はききません。だけど、安いですよ。ひと月で数千円ですから。

五木 えっ。それはいいなあ。私はこれから何年かあとに、ホメオパシーの大ブームがくるんじゃないかなあ、と感じているんですけれども……。

帯津　そうですね。

◎医者の結論◎

ホメオパシーは、人間の霊魂にはたらきかける療法で、その人にピッタリ合えば、劇的に効果がある。しかし、なにもこれ一本やりでいく必要はない。

Q43　臨床医の直感は、コンピュータより上位にあるか

五木　ここまでお話をしてきて、医学の現場も、理論も、かなり混乱していることがわかりました。混沌《こんとん》といっても、いいくらいですね。そうなると、われわれにできることは、まず病気にかかるリスクを軽減することだと思うんです。たとえば、食事というものを考えてみると、変な話だけれど、毎日同じパターンの食生活をつづけない。ときにはカツ丼も、ということが大事なんじゃないかと思います。リスクを軽減するというのは、これ一本と決めつけないことでもあるわけですから。これも大切な養生法《ようじょう》の一つでしょう。

私の場合、たとえば中華、イタリアン、和食、それからファーストフードみたいなものとか、適当に部屋で立ってバナナを食べたり、地方に行って、夜遅くなってルームサービスもないとなると、コンビニへ行って、おむすびを買ってきて食べたりもする。

そういう形ですが、一カ月間に食べた食材を書くと、面白いくらい変化に富んでいる

んですね。同じパターンを、二度と繰り返していないから。日常生活が、旅から旅ですし。

帯津　それで健康をガッチリ保っている。そこがやはり五木さんのすごいところですね。

五木　いやいや、もし検診でもすれば、もうガタガタになっているといわれますよ、きっと。ここも悪い、あそこも悪いといって。だけど、知らない以上は、ないと一緒でね（笑）。知らぬが仏です。本人が知らないのは、ないと一緒。

帯津　でも、見た感じは、ほんとうに健康そうですね。

五木　やっぱり、見ればわかるんですか。

帯津　なんとなくわかりますね。診察って、最終的には直感ですから。このごろその傾向が、どんどん強くなってきてしまっているんです。

五木　それ、すごく大事なことですね。このあいだ、中医学の漢方の先生が書いていらしたけれども、自分たち漢方医は、患者さんがドアを開けてはいってくるときから、顔色や歩き方や、挨拶《あいさつ》のしかたや声色《こわいろ》やといろいろ眺めて、それでだいたい、もう診察が終わると。でも、いまのお医者さんって、うつむいてコンピュータで検査の結果しか見ていないという。

帯津　そうそう。ほんとうですよ。困った傾向ですけどね。

五木　あれはひどいね。ちゃんと人を診《み》ないと。

帯津　私の場合、だんだん直感が、自分のなかで大きくなってきています。でも、エビデンスはちゃんと押さえていかないといけませんけれど。

五木　直感というのは、じつは非常に合理的なものだと思いますよ。それまでの経験とか、いろんな情報がいっせいにはいってきて、出て行くものですから。長嶋監督がよく、ガーッと打て、なんていい方をしますが、自分はただ当てずっぽうでいっているんじゃない、と話してました。そういうことなんでしょうね。

帯津　ええ。長嶋さんは、私、同級生なんです。机を並べたわけじゃないですよ。同じ昭和十一年二月生まれで、血液型もB型で同じ。だから、私、彼が大好きなんです。私が大学にいるころ、六大学野球の花形でしたね。私は東大を応援するよりも、立教を応援しているようなところがありました（笑）。いまだに好きですね、彼は。

五木　だけど、嬉しいですね。東大医学部という、日本医学界の聖域を卒業されたお医者さんの口から、直感が大切だ、という言葉が聞けるのは。

基本的に、東洋医学というのは、学理的証明はない。ぜんぶ体験的なものですよね。

直感の優れた人が、私は「自分の内なる体の声」といっているんですが、それに導かれて、いろいろなものを試しているうちに、これは効《き》いた、症状が良くなった、というものにめぐり合う。その数千年の経験知の積み重ねですから。

何千年かのあいだで、良くないものはふるい落とされ、なんらかの効き目があったものが、磨き上げられてきたのではないかと思うのです。その源は直感でしょう。

帯津　ええ。五木さんが『養生《ようじょう》の実技』のなかで、科学的な裏づけをしようとすると、民間療法にとっていちばんいいものが失われる、という意味のことをおっしゃっていましたね。それなんですよ。

五木　あんまり、やり過ぎるとですね。

帯津　すべて科学的な根拠でもって、人間の治癒というのは、説明できないところがいっぱいあるわけです。経験知のようなものを、生かしていかないといけない。

五木　そこが大事。私は、科学とまたちがう次元で考えてもいいかな、という気もするんです。代替《だいたい》補完療法と最近はいっているけれど……。

帯津　そうですね。

五木　あの世界は、あんまりエビデンス、新しい分子生物学とか、遺伝子工学とか、いろいろそういうものを、次からつぎへと援用して、説明をしないほうがいいような気がするんです。わからないけれども、効《き》くんだという。

帯津 私もいま、エビデンスつまりは科学的な根拠と、直感を統合しなきゃいけないと、いつもいってるんです。両方、やっぱり使わないと。

五木 いや、ほんとうにそのとおりですね。まったく非科学的にいくのも、具合が悪いですから。だけど直感なきエビデンスは困ると思います。しかし、直感がいちばんむずかしいというのも事実ですね。

帯津 ええ。むずかしいけど、いちばん大事だと、私は思っています。フランスの十九世紀の哲学者アンリ・ベルグソンは、はっきりいっていますよね。直感が、科学よりも上位にあるということを。

五木 私はつねづね、真言《しんごん》密教とは、いったいなんだろうと考えていたのだけれども、やっぱり直感の宗教なんですね。それは隠されていて、手にとって、エビデンスの不可能なもの。だけど存在する。たとえば曼荼羅《まんだら》なら曼荼羅を見る。要するに、磨きぬかれた直感のなかから、それを感じるということですね。感じる人には、それがありありと、もうほんとに数学の数式のように感じられるんだろうと思います。

直感、あるいは直観というのは、知性と感覚を磨かなければならないし、たしかにむずかしい。はたから見えないんですものね。しかしそれを、医者も患者も、みんなで磨く努力をしなければいけない。それも大切な、養生の一つだと考えています。

◎医者の結論◎

最終的に信頼できるのは、自分の直感である。それを磨くのが大事である。

Q44 「命の場」のエネルギーが低下すると、どうなるか

五木　帯津さんは、かねがね人間には気というものがあって、それは臓器と臓器をつなぐ隙間《すきま》にある、とおっしゃっていますが、そこを整えることが、大切だということですか。

帯津　ええ。気というか、私が中国医学に注目したのは、そこなんです。西洋医学というのは部分だけ見て、つながりを見ていないから限界がある。つながりを見る医学というと、中国医学ですよね。

それで、西洋医学と中国医学を併《あわ》せて、ガンの治療をやろうと思ったのです。そのときに、じゃあそのつながりというのは、どこにあるんだろうと頭のなかで考えたら、私は外科医ですから、体のなかをいつも見ていますでしょう。そこで閃《ひらめ》いたんですね。あ、そういえば、体のなかは隙間だらけだ。あの隙間は、なにもない空間なんだろうか。ひょっとして、あそこに目に見えないつながりが存在するんじゃないか、と思ったんです

よ。

五木　体のなかは、隙間だらけ？

帯津　ええ。それでじつは、みのもんたサンの司会で人気があった「おもいッきりテレビ」で有名な、浜松医大の高田《たかだ》明和《あきかず》さんに会ったとき聞いたんです。高田さんという人は、もういまは名誉教授になっていますけれど、生理学の研究者なんです。私が、体のなかに隙間があるでしょう、と聞いたら、あると。じゃあ、その隙間のことを研究した論文がありますか、とまた聞くと、ないという。

五木　ほう。

帯津　ほんとうにないですか？　とまたまた聞いたら、高田さん、怒ったんです。「ない！」って（笑）。ないなら、私がなにをいっても大丈夫《だいじょうぶ》だなと思ったんです。その隙間には、電線が重層するように、つながりがいっぱいあると、私は仮定したんです。

五木　ネットワークですね。

帯津　ネットワークをもっと細かくすると、電磁場の「場《ば》」になるんです。

五木　場が大事だと。

帯津　だからやっぱり、体のなかに「命の場」というものがあって、そのエネルギーを、われわれは「命」と呼んでいるんじゃないか。その仮説を打ち立てたころから、だんだんホリスティック医学に傾斜していったんです。

五木　「命の場」が涸《か》れてくると、気が涸れてきて、道教でいうように、生命がなくなる。

帯津　涸れてくるといいますか、「命の場」のエネルギーが低下してくるんです。これはいろんな理由で。年を取ると低下するけれど、そうでなくても、一時的な低下はいくらでもあるわけです。病気もそうだけれど、それを回復する能力が、その「場」に備わっているのが自然治癒力なんです。ほんらい、場に備わっていて、落ちてきたら持ち上げる。

五木　ええ。

帯津　外からはたらきかけるのが「癒し」で、自分でやるのが「養生《ようじょう》」だろうと。そうすると、ホリスティック医学というのは、場の医学であり、自然治癒力の医学であり、そして癒しの医学であり、養生の医学でもあるという風にとらえたんです。

五木　なるほど。その「命の場」を整えるための手段として、帯津さんは、気功や丹田《たんでん》呼吸法をしていらっしゃるわけですね。

帯津　ええ。でも、それにかぎったことではありません。太極拳でもヨガでも、自分の体に合ったものをつづけることが大切ですね。

◎医者の結論◎

「命の場」のエネルギーを高めると、自然治癒力や生命力が高まる。そのためには、自分の体に合った、調身《ちょうしん》・調息《ちょうそく》・調心《ちょうしん》の三要素を揃《そろ》えた気功、ヨガ、太極拳などを少しずつつづけると良い。

Q45 笑いは、ほんとうに元気の源か

五木 最近、笑いについての医学的効用が、盛んにいわれていますね。私はかねがね、笑いだけじゃない、泣くことも同じくらい体に良い。涙は、魂の浄化だといっているんですが。

帯津 私も同感ですね。長年ガン患者さんとつき合ってきて、痛切に感じるのは、「明るく前向きにという思いくらい、脆《もろ》いものはない」ということなんです。検査結果一つ、主治医のなに気ないひとことで、ズドーンと奈落《ならく》の底に落ちますから。

五木 ほんとうですね。体調は、昨日とまったく変わらないか、かえっていいと感じるのに、血液検査の表を見せられて、「よくないなあ」なんて担当医につぶやかれると、とたんに絶望のふちに立たされかねない。それを、病の半分は気の持ちようだからといって、わざと笑わせたり、明るい気持ちにさせるのも、どうかと思う。

私が、いろいろなところで話しているのは、何年か前に放映された、ＮＨＫテレビの

ドキュメンタリー番組のことなんです。それによると、アメリカの病院で行なった調査では、笑うことも、涙することも、ともに人間の自然治癒力を向上させたというんですね。とくに涙のほうが、笑いよりも、強く、長くつづく結果が出たと報告していたんです。いまいったように、私は、笑いと同じように、涙の効用を説いてきましたから、ああ、やっぱりと納得するものがありました。明るく前向きに生きることは大切で、心身にも良いのだけれども、無理にすることはない。泣きたいとき、落ちこんだときは、自分の感情のままに、泣いたり、深く溜息《ためいき》をつけばいいと、私は思うんですよ。

帯津　同感です。深刻な状況にあるガンの患者さんや、家族に対して、「明るく前向きに」という言葉は酷ですよ。人間は、ほんらい、そんなに明るい存在じゃない。悲しくて寂しいものだと思うんです。だから、患者さんたちにいうんですよ。「人間は悲しくて寂しいものだ、と決めようじゃないか」と。

五木　お医者さんからそういってもらえると、患者さんは嬉しいでしょうね。昔の仏教徒は、人は生老病死《しょうろうびょうし》の苦しみを背負って、泣きながら生まれてきて、泣きながら死んでいくものだ……と教えられてきたから、笑え、笑え、嘘でもいいから大声で笑えといわれると、すごく違和感を覚えるらしい。でも、主治医の先生が、「人間はいずれ死ぬ。

君も私も。この世はつかの間の旅みたいなもの。それぞれが一人ひとりの重荷を背負って生きていくんだよ」という考えをもっていると、すごく楽になりますね。

帯津　ええ。その寂しさ、悲しさの原点に立って、一歩ずつ、少しでも明るい方向に歩いていけたらいいいんじゃないかと思うんです。無理に笑うこともなければ、無理に泣く必要もない。ただ、あるがままにですね。

五木　そう、ときどき、あーあ、と長い溜息をつきながらね。

◎医者の結論◎

無理に笑う必要もない。辛《つら》くなったら、だれはばかることなく、泣いたり、長い溜息をつきながら生きていくのがよい。ただあるがままに。

Q46　呼吸法は、ほんとうに吐く息のほうが大事なのか

五木　呼吸法が大切だというのは、ブッダからはじまり、多くの先人たちがいっていいます。けれど、これがあんまり楽しくないというのが、一般の人の感想ですね。私自身、父親が呼吸法をいろいろやっていたので、小学生くらいのときから、見よう見まねで試していました。白隠禅師《はくいんぜんじ》のものから、岡田式静坐法、腹式呼吸や中山式とかいうベルトの器具も付けたりして遊んでいました。だけど、どれも面白くなかった記憶がありますね。

帯津　まあ、スポーツのもつ、快楽みたいなものはありませんが。ただやっていると、たしかに体の深いところで変化が出てきます。

五木　そうですね。だから、私も、子どものころの体験から引きつづき、ずっと呼吸法を自己流にやっているわけです。そのうちいつのまにか、呼吸の大事さに気づいたんですね。

呼吸法で、すべての先達がいうのは、吐く息だと。吐く息を大事にしろ、というんですけれども、たしかに吐く息というのは、すごくエネルギーがいることなんですね。

帯津　ええ。

五木　息を吸うというのは、自然に吸ってしまうんだけれど、吐くというのは……。このあいだ、お医者さんかどなたかの、数多くの人を看取《みと》ってきた方が書いた本を読みました。その方によると、人が死ぬとき、息を引き取るというけれども、ほんとうに、スーッと息を吸って亡くなるんですってね。ハーッと、吐きながら死ぬ人はいない。吸った息を吐く力がなくなったとき、命は終わる。

逆に、赤ん坊が生まれたときは、お産婆《さんば》さんがベシンと尻をたたくと、オギャーッと泣く。あれは吐く息なんだと。力のある人は息を吐けるし、息を吐く力がなくなって、スーッと吸って臨終になるので、吐いて臨終する人はいない、と書いてありました。だから、「息を引き取る」という。吐き取るんじゃないんですね。そう考えてみると、吸う息、吐く息とありますけれども、吐く息が、生きる命にとっていかに大切かということが、非常によくわかりますね。

帯津　ええ。

五木　その本に、吐く息にも、酸素が相当残っていると書いてあったんです。つまり人間は、酸素を吸って、二酸化炭素を吐き出すように単純に考えているけれども、そうではなくて、吐く息といっても、六割か七割は排気であったとしても、未消化の呼吸がなかにいっぱい残っているわけだから、酸素の吸収度を高めて、九十パーセントか九十五パーセント、吸った息を有効に細胞に供給すれば、かなり体にいいんじゃないかと考えた。それにはどうすればいいか。

先日、ブータンに行ったとき、そのことをつくづく考えさせられました。ブータンは空気が薄いですから、呼吸がきついんです。ふだんは、息を気軽に吐いているけれど、吸った息を百パーセント体内で消化して、完全に、いらない息だけを出すという風にできれば、楽かなと。

いろいろやってみたんですが、かなりゆっくりした呼吸とか、小さな呼吸でも可能なんじゃないかと思いましたね。

帯津　ええ。

五木　禅の坊さんなんかは、呼吸が小さくなって、最後は吸っているか吐いているかわからないような、かそけき息の状態になる人がいるというけれども、それは呼吸した空気を、最高に活用しているんじゃないか。それができればなあ、と思うんです。

帯津 一見、かそけき呼吸でも、臍下丹田《せいかたんでん》に気が漲《みな》ぎり、上半身の力が抜け、心には雑念が払われた状態で、肺胞と血液のあいだでは、効率の良いガス交換が行なわれてるのでしょうね。

五木 毎日の空気を、吸って吐くというだけでも、無限の興味が尽きないところがありますね。掘り下げていけばいくほど、不思議な世界がいっぱい見えてきます。呼吸法は、はじめは退屈でつまらないのだけれど、これをつづけていると、いつのまにか、面白いなと感じるようになりました。お金もかからず、自分でやれることだしね。ほんとに興味深い世界です。

帯津 そうですよ。生き方、死に方、両方につながってくるものですから。

五木 同感です。ブッダは、いろんなことを語ったわけだけれども、べつに仏教をはじめたのではなかった。仏教は、弟子たちがはじめたわけで、ブッダはよりよく生き、よりよく死ぬために、どういうことをすればいいかと語った。

じつはそのなかに、健康法、呼吸法がいっぱいはいっているんですよね。ブッダの呼吸法も非常に面白い。

帯津　ええ、そうですね。

五木　吐く息を楽しんで、吐く息を大事にしろとか、いろんなことをいっていて、そこからずっと、いまの、いわゆる呼吸法ブームまでくるわけですから。

帯津　「大安般守意経《だいあんぱんしゅいきょう》」ですね。

五木　そうです。大安般守意経、つまりアーナパーナ・サティ・スートラというのは、アーナ・パーナが「吐く息・吸う息」、サティは「気づき」という言葉らしいですね。小僧さんが、お盆かなにか持って運んでいるとき、ガタンと落としそうになると、老僧が、「おー、サティ、サティ」というんだそうです。気をつけろ、気をつけろ、注意しろと、こういうことらしいです。

帯津　なるほど。

五木　だから、アーナパーナ・サティ・スートラは、大安般守意経と訳すと、ものすごくむずかしいお経に思えるけれども、息をする上での大事な注意なんですよね。

帯津　ええ、そうですね。

五木　気づきとか、注意。人生における大事なことに気づけ、ということを教えたのが、ブッダの仏教なので、サティという言葉は、しょっちゅう出てきますね。サティというのは日常語で、チベットあたりでは、「ほら気をつけて」というときに、「サティ」というらしいです。

アーナパーナ・サティ・スートラを、呼吸に対する注意ととれば、そんなに神秘的な、むずかしいものじゃなくて、じつにプラグマティックな、わかりやすいものですね。ブッダという人は、いろいろ大事なことを、生理学から物の食べ方についてまで教えています。ブッダには、神秘的なところがあんまりないんですよ。

帯津 なるほど。いまおっしゃった禅のお坊さんの、吸っているのか、吐いているのかわからないような自然《じねん》呼吸は、いちばんむずかしいものですよね。やはり、とくに吐く息に意識して行なうのが呼吸法ですね。

呼吸というのは、体内のエントロピーを外に排出する手段ですから、これだけでも気持ち良くなるはずです。そこに、中国医学が呼吸法を重視する理由があるのです。

五木 そうですね。

帯津 西洋医学の文脈で呼吸法を解析すると、吐く息は、自律神経のなかの副交感神経を刺激し、リラックスさせる一方、吸う息は、交感神経を刺激して、体を興奮、緊張させるわけです。両方を刺激して、崩れた自律神経のバランスを回復するということになります。

五木　ただ、呼吸法というのは、ふだん無意識に行なっている呼吸というものを、意識的にコントロールするから、ずいぶん人工的で、不自然なものという考えが、どこかにある。

帯津　ですから、これも自分に合って、気持ちがゆったりし、幸せになるようなものを見つけてやっていくことでしょうか。

　まあ呼吸法も、それこそ星の数ほどありますから。

五木　ほんとうにそうです。基本を押さえて、吐く息をゆっくり長くして、体のなかの老廃物を吐ききるように行ない、吸った息は、体全体に、くまなく行きわたるように心がけるということですね。

帯津　そうですね。私は、気功のなかに呼吸法をとり入れて、毎日やっていますが、毎回、この宇宙の果てにあり、私たちの命の源泉ともいうべき虚空《こくう》と、深くつながっているという喜びがあり、命が新たに生まれ変わるような気持ちの良さがありますね。

五木　そうなったら、やめられませんね（笑）。

帯津　ええ。死ぬまでやめられません（笑）。

◎医者の結論◎

呼吸法の基本は、吐く息を長くすること。一つの所作を義務としてするのではなく、自分に合った、体が気持ち良くなるものを見つけて行なうこと。

第六章

生き方死に方の総チェック

Q47 健康法の大家は、みな長命か

五木 さっきお話ししましたが、以前ブータンに行ったのですが、ブータンはヒマラヤ山脈のはじにある国ですから、その時のいちばんの心配は高山病でした。

帯津 大丈夫《だいじょうぶ》だったんですか。

五木 ええ。行く前に、呼吸法とか、いろんなことを研究して、準備していったんです。行く前に富士山に登っておくと体が慣れる。一、二度、予備に登山しておくだけで、ずいぶんちがうという説がありましてね。まあ、それはやりませんでしたけれど、とりあえず、高地というのは酸素が薄いわけだから、やっぱり呼吸法に関係あるだろう、体内の酸素の消費を抑えておいて、大量にとりこむ。細胞にたくさん酸素を供給するという方法が必要だろうと思って、それなりの準備はして行ったんですけれども……。

飛行機から降りたところが、標高二千四百メートルのパロという空港なんです。機内は加圧されていますから、気圧が相当高いんですよ。

帯津　ええ。

五木　ドアを開けて、タラップを降りるときに、一瞬、フラッとした。全員そうでした。薄い空気を吸っただけで、足もとがふらつくんです。なんとなく頭が重い、体がだるいという状態が、すぐに入国管理手続きのときから出てきたので、しっかりと酸素を吸って、ゆっくりと吐き出すという呼吸法を、ていねいに一生懸命やって、体の末端の部分をいろいろと、少し摩擦したり動かしたりしながら、慣らしていきましたけれども。

帯津　ああ、いいですね。体の末端を動かして、呼吸法を心がけるというのは。

五木　ある呼吸法の大家の方の本に、自分は、ネパールで五千メートル級の山に登ったけれど、なんともなかった。こういう高山では、はしゃいで動きまわったり、大声でしゃべったりしたらいけないと注意されたけれど、隣のイギリス人の婦人が話しかけてくるので、しかたなしに大声でしゃべったり、あちこちカメラを撮《と》ってまわったり、うろうろしたけれど、なに一つ具合が悪くならなかった。それは呼吸法のせいであると、お書きになっていたんです。

　すごいな、一度お会いしたいなと思っていたら、その人が亡くなられたというので、やっぱり呼吸法だけをやっていてもだめなのか、と一瞬思いましたけれど（笑）。

帯津　なるほど。

五木　有名な岡田式静坐呼吸法は、明治末から大正にかけてでしたか、ものすごい大ブームを起こして、ありとあらゆる人が飛びついたそうですね。政界、財界、それから文壇をふくめて、ものすごい数のファンがいた。中村屋の創始者の奥さんの、相馬黒光《そうまこっこう》さんも傾倒していたとか。

帯津　ああ、そうですね。

五木　その創始者の岡田虎二郎《おかだとらじろう》さんは、たしか四十八歳で亡くなったように思いますが。

帯津　ええ、四十七、八歳でしたね。

五木　急死されたんですよね、たしか……。

帯津　たしか、なにか腎臓《じんぞう》の病気だったと思いますが……。

五木　それで、岡田式静坐呼吸法の熱烈なファンが、いっせいに、潮が引くように、サーッと引いたという説がある。そのあと野口整体の……。

帯津　ええ、野口晴哉《のぐちはるちか》さん。

五木　野口晴哉さんが亡くなったのは、たしか六十五歳でしたね。私は健康法の創始者が、意外と短命なのが気になっているんです。

帯津　そう。六十四、五歳でしたね。野口晴哉さんは。

五木　その高弟といいますか、野口さんの『風邪《かぜ》の効用』とか、『整体入門』などの文庫本の解説をお書きになっている、伊藤桂一《いとうけいいち》さんという文学者がおられますね。戦記文学などお書きになっていらっしゃる……。

帯津　作家の方ですね。

五木　はい。伊藤桂一さんは、高齢になって再婚もされましてね。文学賞の選考委員会なんかでお目にかかると、八十歳を超えていると思うんですが、かくしゃくとした方で、なにか、おやりになっていますか？　と伺《うかが》ったら、やはり野口整体をやっていると、おっしゃっていました。長く野口整体をやってきて、解説もお書きになっている。そこで野口晴哉さんが早く亡くなられたことは、気になりませんかと聞いたら、いや、気にならないと。生来、野口晴哉さんは非常に虚弱な体質で、とても二十歳まで生きないだろうといわれていた人なのに、ああいう風に生きたこと自体、奇跡に近いとおっしゃるんです。

帯津　なるほど。

五木　晩年まで、人のために尽くしたと。操法《そうほう》というんですね。野口整体の治療のことを。それを求めてくる人がいたら、もうとにかく一生懸命、自分の体や疲労なんかかえりみず、徹底的に指導したというんです。野口さんが、あそこまでもったというのはすごいことだと。ほんらいは二十代で亡くなってもいい方だったから。

そのことを考えれば、天命をさらに延ばしたという風に、私どもは理解しているから、そのことについては、もういっさい疑問は抱かないとおっしゃっていました。

帯津　ええ。

五木　でも、それを学ぶ者は、やはりどうしても、健康法の指導者の方には長寿で、元気でいて欲《ほ》しいですよね（笑）。

帯津　そうですね。ただ、私もいろんな人とつき合ってみると、健康法のリーダーは、そんなに、九十、百といった長命の方はいないですね。ちょうどいいというか、ほどよく死んでいると、私は思うんですね。八十歳前後。

五木　ああ、ちょうどいいというのは、いい言葉だなあ。やたら長生きしても、まわりが困る（笑）。

帯津　ええ。これが健康法なんだろうと思っているんですけどね。ちょうど八十歳前後が多いですね。野口晴哉さん、岡田虎二郎さんなんかは、早いほうだと思いますが。

五木　ええ。もう少し生きていて欲しかったですね。

◎医者の結論◎

健康法のリーダーの多くは、八十歳前後の、その人にとって、ちょうどいい時期に亡くなっている。

Q48 人間の寿命は、何歳がちょうどいいか

五木 ところで、人間の、ちょうどいい寿命って、何歳ぐらいでしょうか。

帯津 私は、見ていて、だいたい八十歳かなと思っています。

五木 八十歳？　そんなに短くていいんですか。最近の健康本だと、人間は百二十歳まで元気に生きられるとうたっていて、ゾッとしましたけど。

帯津 八十歳ぐらいですと、かくしゃくとした人がいますし。九十歳になると、やっぱりなにか欠けてきますね。頭はしゃんとしているけど、足腰が弱いとかね。

五木 男性の平均寿命はいま、八十歳くらいかな？

帯津 七十代の後半ぐらい、たしか七十八歳でしたか。

五木 短いんじゃないですかね。

帯津 女性が、八十五歳くらいですね。太極拳の楊名時《ようめいじ》先生が、二〇〇五年に亡くなったとき、八十歳ちょうどなんです。その前に、丹田《たんでん》式呼吸法・調和《ちょうわ》道の、村木《むらき》弘昌《ひろあき》先生

が亡くなったのは、七十九歳だったと思いますね。どうも、そのへんが、ちょうどいいころかと思うんです。よく楊名時先生が「ほどよく」といっていたんですが、ほどよく死んでくれたんじゃないかと、まあ、私は思っているんですけどね。

五木　八十歳だと、昔のイメージでは、長命というイメージがまだありますけど。

帯津　そうですね。

五木　われわれ古い世代は、「人生五十年」といってましたから。いまと、全然ちがいますね。ひょっとしたら、五十に十足して、六十ぐらいかなと思っていたのですけれども、八十がちょうどいい加減ですか。

帯津　というような、気がしているんです。

五木　いい加減というのは、いいですね。

帯津　ええ。いい加減。岡田虎二郎さんと人気を二分したという、調和道の創始者で村木弘昌先生の前の会長で、藤田霊斎《ふじたれいさい》先生、あの方は九十歳で亡くなったんですね。ハワイで活動していて、家を出たとたんに、心臓の発作かもしれません、なんかバタンと倒れて。九十まで生きましたから、長命なほうですね。

五木　そうすると、ごく自然に、いい感じで生きることは、八十歳までは可能であろうと。

帯津　と、思いますけれど。

五木　うーん。とりあえず、健康で長生きということのめざす目的は、八十歳。八十歳までは、なんとか健康で生きるということが、現代人の一つの目標になりますね。私は七十五歳というのを、ずっと前から目標として掲げていたから、もう超えました（笑）。

帯津　でも、お若いですよね。五木さんも、ほんとうに。そばで見れば見るほど（笑）。

五木　いやいや、見かけだけです（笑）。ブッダが八十歳というのは、当時、二千五百年前としては、すごいことですよ。

帯津　ほんとですね。

五木　伝染病も多い。衛生状態も栄養も悪い。治療法もないというなかで、八十歳はすごいと思う。親鸞《しんらん》が九十歳です。これもまたすごい。貧しいなかでね。蓮如《れんにょ》は、八十四歳で子どもを産ませたといってますが、八十五歳まで生きました。そういう長命の人たちがたくさんいるなかで、空海《くうかい》は六十二歳だと思います。空海の場合は入定《にゅうじょう》といっていますから、自ら五穀《ごこく》を断ったわけですけれど。

このあいだ、ちょっと高野山《こうやさん》の方に聞いたんですよ。なんで空海は、ほかの真宗《しんしゅう》系の人にくらべて、わりと早死になのか。そうしたら、いや、空海はものすごく頭のいい天才的な人だったから、朝廷《ちょうてい》をはじめとして、いろんなまわりの宗教関係の馬鹿ばっかりとつき合うのが、もういいかげん嫌になって、この世の肉体を脱いで、高野山の奥の院におはいりになった、といってました。

帯津　ハハハ、なるほど。

五木　こんなアホな世間と、いつまでもつき合っていられるか、というので入定されたとおっしゃっていたから、私は天才に、それもあながち当たっていなくもないと思いますね。こんなアホな世の中と、どうしてまともにつき合っていけるか、もういい、という風にね。本物の天才だったら、そういうことはあるかもしれない。

帯津　ええ。

五木　日蓮《にちれん》も、わりと早かった。六十一歳ですね。

帯津　道元《どうげん》も早いでしょう。

五木　道元は、たしか五十四歳ですね。そう考えますと、宗教家がかならずしも長生きとはかぎらない。しかし、なんとか生きたいとがんばって、残念ながら亡くなったんじゃなくて、このへんがいいという風に、みなさんそれぞれ覚悟した年齢かなと思いますね。

帯津　そうでしょうね。それぞれに、ちょうどいいんですね。

五木　ええ。最初に、人間にとって平均的な、ちょうどいい寿命はいくつですかなんて、馬鹿な質問をしましたけれども、ほんとはそんなものはないので、一人ひとりに、百万人いたら百万人の、いい加減の時期があるんです。

帯津　平均というのも、数字のマジックですからね。

五木　つまり、結構な時期というのが、あるんでしょう。私は「天命、天寿」という言葉を使いましたけれど、もしそれが、なんとかわかったら……。自分の寿命はこのくらいですと、あらかじめわかれば、ありがたいなと思いますけれども。

帯津　そうですね。

五木　帯津さんの考えでは、まず八十歳ぐらいまでは、なんとかなるわけですか。

帯津　と、思いますね。

五木　ある歯医者が、患者さんから「どうして自分の歯はこうボロボロなんだろう」と嘆かれたので、歯は五十年しか使えないようになっているのだから、それ以後も使う以上は、あちこち補修して、インプラントしたりしなければしようがないんだと、そういって、患者さんを納得させたという話を聞きましたけれども、体の各部分はどうなんでしょうか。

たとえば、クルマとか、大きな電球とか、家電製品とかには、あらかじめ設定された「死ぬ時期」があるんですってね。それ以上使われたんじゃ物が売れないから、このくらいで壊れるよ、というのを計算して、出しているそうです。

帯津　そうらしいですね。あまり性能を上げちゃうと、壊れなくなって、売れなくなっちゃうからと。

五木　あるところまでは調子よく動いて、さみだれ式に故障が出てくるから、そろそろ替えようか、ということだと思いますね。それと、自分の命が、いよいよ最終ステージにさしかかったかなということは、本人はわかるものなのでしょうか。

帯津　そうですねえ……。たまたま今朝のことです。肝臓にガンがあって黄疸《おうだん》が出て、腹水のある五十歳くらいの女性の病室を訪れました。再々入院ですが、これからの治療戦略を二人で組立てるためなのです。部屋にはいると彼女は右向きになって、すやすやと寝息をたてています。顔を寄せて名前を呼ぶと、ふっと目を開けて、あらっ、先生！とじつにいい笑顔です。一点のくもりもない笑顔です。

「戦略会議ですね。……でも、今日は治るための戦略ではなくて、虚空《こくう》に旅立つための戦略をお願いします……」

一瞬、こみ上げるものがありましたが、すぐに嬉しさが突き上げてきました。ああ、この人も、ついに生と死を統合したなあ。お見事！　という嬉しさですね。

◎医者の結論◎

人生には、ほどよい終わりの時期がある。そのタイミングを、しっかりとつかみたい。

Q49　長寿の職業の人は他力本願？

五木　クラシックの指揮者は、長寿が多いといわれていますが、体を使うからでしょうか。指揮棒を振って、それで音楽のなかに埋没しているわけだから。カラヤンは八十一歳でしたね。

帯津　ええ、そういうこともあるでしょうね。ただ、やっぱり芸術家の人は、自分の命のおもむくままに、エネルギーを爆発させて生きているから、長生きするんですよ。

五木　ただ、岩城宏之《いわきひろゆき》さんは昭和七年生まれで、私と一緒なんです。このあいだ亡くなられてしまったけれども、指揮者の寿命というものがあるんですって。バーンと指揮棒を振るから、頸腕《けいわん》症候群が職業病なんだそうです。お坊さんのなかでは、浄土真宗《じょうどしんしゅう》は長生きです。ジワーッとしているから（笑）。

帯津　ほーう。浄土真宗のお坊さんが。

五木　激しい宗教は、やっぱりだめ。

帯津 他力がいいんじゃないですか（笑）。

五木 他力が、いちばん長生きですね（笑）。

帯津 修行じゃないというと、申しわけないけれど（笑）。

五木 他力がいちばん。

帯津 漢方薬の医者は、長生きですよ。

五木 ああ、そうですか。へーえ。

帯津 いつも、漢方薬の匂いを嗅《か》いでいるからだろう、といっているんですがね。煎《せん》じたりね。

五木 ええ。

帯津 説得力があるんですよ。その人が元気で活躍していると。ずいぶん昔の統計ですけれど、職業別長命調査というのがあって、トップは宗教家でした。それから医師が長生きなんです。ずるいなあと（笑）。宗教家、医師、ずっときて、文芸関係では、小説家がわりと長生きで、その次は詩人、そして短歌の人、歌人、俳句の人、つまり俳人となる。作品の形式が短いほど、寿命は短いと感じました（笑）。呼吸が短いんじゃないかと思う。

帯津　短息で短命（笑）。

五木　宗教家や医師とくらべたら、文芸関係は、うんと下のほうですけれどもね。お医者さんが長命なのは、紺屋《こうや》の白袴《しろばかま》ではなくて、やはり自分なりの、養生《ようじょう》のスタイルを持っているからなのでしょうか。

帯津　それもあると思いますね。長いあいだの仕事のなかで、培《つちか》われ、身についてしまった養生のスタイルというのもあるでしょうし、医学の知識があり、薬剤もすぐに手にはいるわけですから、どうしても手を打つのが早くなりますよね。

開業医の場合ですと、生涯現役というのも、その原因かもしれません。数は少なくとも、毎日、患者さんを診察するというのは、適度な緊張をもたらして、いいのではないでしょうか。

それと他力本願がいいのは、大いなる命の流れに身をまかせ、あるがままに生きるというのが、内なる命の場を潑剌《はつらつ》とさせるのではないでしょうか。

◎医者の結論◎

長寿の人は、他力本願である。

Q50　長生きは、ほんとうに幸せだろうか

五木　ベストセラーになった、『病気にならない人は知っている』を読むと、要するに、水道水の塩素は、口からはいるものよりは、皮膚から吸収されるものの度合いが大きいから、シャワーも危ないといってますね。そういわれたら、風呂にはいって、ああ、いい気持ちだなと思っても、どんどん水道水の塩素が、体のなかにはいってきているのかと思えてきて、リラックスできない（笑）。

帯津　でもまあ、ある程度は、しようがないですよね。

五木　そこなんですよ。しようがないと。

帯津　それで、短命になっているわけじゃないので、やっぱり、寿命は延びているんですから。

五木　これも、おかしな話ですね。化学物質もとり放題だし、農薬に汚染されたものも食べている。それでも人間は、長生きになっているんですか。

帯津　ええ、なっているんですからね。

五木　でも、元気で長生きしているのかというと、そうでもないですね。クオリティ・オブ・ライフ、人生の質を考えると、一概に喜べません。

帯津　それもありますね。

五木　療養施設で、かろうじて生かされているという、延命のなかで長生きしている老人が、ほんとうに多い。なにせ、このあいだ統計を見てびっくりしたのですが、百歳以上の人が、現在二万八千人。新しい統計では、もう五千人ぐらい増えるといっていましたから、だいたい三万三千人。ということは、自殺者と同じ数になるんですね。私は、百歳以上の人がそんなに沢山《たくさん》いるとは、思ってもいませんでした。

昔は年寄りというと、孫の子守をしたり、畑でちょっと野菜をつくったりしながら、ぽっくり死ぬという例が多かったけれども、医療費の国庫負担がこれだけ上がっているのを見ると、やっぱり、治療して延命しているという、長寿のあり方なのではないかと思うんです。

帯津　やっぱり、無理な延命ではなく、体に合った健康法を実践して、ほどよく死ぬようにしたほうが、いいですね。

五木　私は、ほんとうは、平均寿命を下げたほうがいいと考えているんです。八十歳なら八十歳前後にして。たとえば、少子化傾向が問題だとか、いろいろいわれているけれども、インドみたいに、やがて十五億になって、中国を超えるだろうといわれると、これまた問題なんですよ。だから、ほどよく産んだほうがいいですよ。同じように、適正寿命というのがあったら、そこまで平均寿命を下げるべきだと思いますね。まさに、無理な延命はしないという形でね。

帯津　ええ。

五木　いま、九十歳以上のお年寄りが、みんな幸せかというと、私は絶対そんなことはないと思います。

帯津　ないですね。

五木　一般に、人間は、老後は悲惨な生活をしていると思うときがある。

帯津　私もそう思いますね。長く生きれば幸せかというと、そうじゃない。

五木　絶対、そうじゃないと思います。

帯津　ちょうどいいところがあって、あとは体力、気力、生命力、すべてが落ちていくと思うんですよね。

五木　生活の質がね。それに、お年寄りって、心底寂しいんですよ。

帯津　ええ。正直にいうと、まわりの人だって、尊敬しなくなるんですよ。あんまり年とってくるとね。

五木　そうですよ。もう、とても親切な看護師さんでさえも、そういうご老人に対しては、赤ちゃんあつかいだから。「ハイハイ、お手洗いに行きましょうね」みたいにね。自分がその身になったら、冗談じゃないよと思いますよ（笑）。

帯津　そうなんですよ。おじいちゃんとか、おばあちゃんと呼んでね。

五木　冗談じゃない、そんな。九十年も生きた大先輩に対して、「こうしましょうね」なんて幼児あつかいは、絶対、あれは許《ゆる》せないですよ。

帯津　ええ。名前を呼ばないで、おじいちゃんとか、おばあちゃんというのは、私も嫌いなんです。

五木　ともかく、いい加減で、この世を去っていくのが、ほんとうの幸せなんじゃないかと思います。

帯津　ええ。あるがままに生きて、あるがままに命を終えるというのが、理想ですね。

◎医者の結論◎

長寿だからといって、決して幸せじゃない。あるがままに生きて、死んでゆくのが理想である。

第七章

いのちと養生について

明日死ぬ、とわかっていてもやるのが養生

五木　帯津さんと対談を、というお話は、もう十年くらい前からいろんな雑誌などから何度もあったんですよ。ご一緒に本を一冊つくってみませんかとか。私は、それはぜひと思いつつも、スケジュールの問題とかいろいろあって、これまでご縁がなかったんですね。ただ、いいときに、いい方《かた》にめぐり合えるというのも、「他力」のはたらきがあって、お会いするときはきっとくるから、黙って待っていようと思っていたんです。そういう、大きなものに身をまかせて、そのエネルギーの流れのなかに自分を自覚するという「他力」の考え方は、いささか我流の他力観ではありますが。

帯津　今日、出かけるとき、婦長たちに「先生、今日はなんだか緊張してますね」といわれました。滅多に緊張しないほうですけど、いよいよ五木さんにお会いできるとなると、やっぱり……（笑）。

先にもお話ししましたが、私の病院ではホメオパシー（ごく少量の物質を投与することにより自己免疫力を高める療法。原料は植物、動物、鉱物などのエッセンスで、なか

には毒物もふくまれる。その療薬が「レメディ」。二二六頁参照）をやっておりますでしょう。それに受験のときにアガらないレメディというのがありまして、それを初めて、一粒なめてきました（笑）。

五木　例の、丸薬のようなものですね。

帯津　ええ、アガらなくするレメディの場合は、硝酸銀《しょうさんぎん》、とはいっても、物質性をなくすまで希釈《きしゃく》して、エネルギーだけにしたものですが、それを砂糖粒にしみこませています。でも効《き》いているかどうか、よくわからない（笑）。

五木　毎日、お忙しいんでしょう？　病院のほかにも、いろんな人たちが個人的に会いたいとか、相談を持ちかけてきたりとか。

帯津　そうですね。川越の病院（帯津三敬《さんけい》病院）のほうは、月曜と金曜が外来で、火曜が病棟回診です。外来は予約制ですので、絶対に休むわけにはいきませんし、朝八時半から夕方は四時半まで、昼飯を食べるのがやっとで、ほかのことはいっさいできません。自分のことについては、時間が停止したようなもので、まさに空白の一日です。年を取らなくていいのではないか、と冗談をいっています。

毎日、早朝、患者さんたちと一緒に気功をするほかに、月曜日の夕方は丹田《たんでん》呼吸法、金曜日の夕方は患者さんたちを集めての講話、火曜日の午後は「楊名時《ようめいじ》太極拳二十一世紀養生《ようじょう》塾」。これは、病院のなかにとどまっていては、いつまでたっても理想のホリスティック医学（人間の病を、体、心、命の三位一体《さんみいったい》としてまるごととらえる医学）を成就《じょうじゅ》することはできない。病院の外に出て、生老病死《しょうろうびょうし》のすべてのステージを、まるごと相手にしなければならないという想いから、六年ほど前に発足したものです。病気であろうとなかろうと、五十人の生徒さんを募集して、週に一回、太極拳と養生の講義をして、半年間で卒業です。

そのあいだを縫《ぬ》って、ホメオパシーの診断をして、レメディを小ビンに詰める。とまあ、こんな具合で病院にいるときは、目まぐるしいくらいです。池袋の帯津三敬塾クリニックには、一日半ほど出ていますし、土、日曜日は講演で出かけています。

まあ、時空を超《こ》えて広がる共通の命に思いを遣《や》りながら、内なる生命のエネルギーを高めつづける人を、一人でも多く世に出すことは、意義のあることだと考えています。

でも、まあ、五木さんの忙しさとちがって、月曜から日曜まで日常的になっていますから、それをこなしているという感じで。

五木　私は、昨日、京都から帰ってきたら、明日、金沢に行って、来週は外国へと、そういう暮らしを「なんだ。この年になってけたたましい」という風に、非常に恥ずかしく思っていたんですが、帯津さんの本で、「生活のリズムに加速度をつけて、変に休むな」と書かれていたんで、あ、それはいいやと思うようにしました。

帯津　はい。「定年後は、悠々自適《ゆうゆうじてき》」というのではなく、加速度はつけっぱなしでいいんです。

五木　地方には、いい年になっても畑に出て、ジャガイモなり大根なりをつくってらっしゃるお百姓の方がいらっしゃいますが、私も、そういう風に一生を暮らしていきたいと思っているんですよ。マスコミというのが、私のいわば畑であって、そこで毎日野良《のら》仕事をつづけていって、パタンと逝《い》ければ、こんなにいいことはない（笑）。これが生活だと思っていますから、仕事だという風に思っていないんです。

帯津　いいですね。ローマの哲学者で政治家のキケロも、『老年について』のなかで、老年の楽しみのひとつとして、農作業の楽しみについて語っていますね。葡萄《ぶどう》づくりの楽しみは飽きるということがない、といっていますよ。

五木　私は、ずいぶん帯津さんの本を読ませていただきましたが、自分の生活で「これじゃだめだな」と思うことがあっても、読むと、さっきの話のように「これでいいんだ」と自信をとり戻せたことがたくさんある。いつかお礼を申し上げようと思っていたんです。

帯津　こちらこそ。沖縄でも年二回、養生塾の分室をやっているんですが、いつでしたか、空港の売店で五木さんの『養生の実技』を見つけましてね、ちょうど向こうに着くまでに読み終わって、講演では、すべて、この本のことをしゃべらせてもらいました（笑）。

五木　いやあ、怪しい本なんですけどね（笑）。

帯津　いえいえ。いちばん気に入ったのは、「明日死ぬとわかっていてもするのが養生」というところ。読んでいて、ほんとうに嬉しかったです。

養生法は三つ。「気休め、骨休め、箸休め」。

五木　私は、治療の時代はとっくに終わって、いま養生の時代がはじまっていると思うんですよ。人間というものは、オギャーと生まれた瞬間から死を内包していて、ＨＩＶなんかは、感染しても発症しないことが、ままあるようですが、死はかならず発症する。

人は死のキャリアとして生まれ、死は治療できないんだから、結局は、養生法も気休めと思ってやらなければだめだというのが持論です。それは軽くいっているんじゃなくて、気を休めるって大事なことでしょう。いまの人は、気が疲れているんだから。

帯津　ええ、そうですね。

五木　あとは骨休め。ちゃんと骨を休めるということですね。私は睡眠時間が短かったりするんですが、横になってる時間は長くしようと。そのあいだ、骨を休める。あともうひとつは、箸《はし》休め。日本人は、やっぱり食べ過ぎだと思う。それで、養生法は「気休め、骨休め、箸休め」の三つだといっているわけです（一一〇―一一一頁参照）。

帯津　ガンというのは、体だけの病気ではなく、心とか命にかかわる病気なんです。要するに、体だけの病気なら機械の修理と同じなんですけど、心とか命は、ひとつのエネルギーでしょう。そうするとガンの治療も、従来の修繕《しゅうぜん》をするという考え方ではなくて、エネルギー値を、ちょっと上げることをめざす。そうすると、養生の問題がはいってくるんですね。医療と養生が渾然一体《こんぜんいったい》となったものが、いいわけです。つまり、病院がやってくれる治療のほかに、自分でやる養生が大切になってくるんですよ。

五木　私のもうひとつのモットーは、「それなりに」ということなんです。いま、七十三歳なんですけど、それなりにいろいろ故障や不具合がないとおかしい。逆に、ないのは不自然であると。たとえば、ああ、前立腺の肥大があるな、ちょっとおしっこの出が悪いなあと思いますよね。これは、それなりの年の取り方をしているんだから、合格。もしも、二十歳のような勢いでおしっこが出るんなら、どこかに問題がある（笑）。全体にバランスがとれて、それなりに老いていくという考え方なんです。

専門の方から見ると、とんでもないことばかり書くやつだと思われるでしょうけど。

帯津　そんなことないですよ。『気の発見』（平凡社）も読ませていただきまして。

五木　あ、あれも怪しい本です（笑）。

帯津　いいえ、怪しくないですよ。私の病院でも、気功をやってますでしょう。気功に興味を持っている友人から、五木さんが「気」のことを新聞に連載されていると教えられていたんですね。それが頭にあって、あるとき、神保町の書店で、『気の発見』を見つけたんです。読んでみて、非常に共感しました。そうしたら、私の名前まで引用していただいていて。

五木　帯津さんの本は、ずいぶん参考にさせていただきました。

帯津　望月勇《もちづきいさむ》さん（『気の発見』の対話者で気功家）が、いろんな人を治してますけど、気に対する欧米人の反応が、とても興味深いですね。私のところでは、あれほどドラマティックな治療例はありませんが、癒しの効果というか、その人のエネルギーのレベルを少し上げることができるので、患者さんには非常に人気があるんですよ。気持ちが良くなるとか、咳《せき》がとれるとか、お腹が張ってたのがガスが出たとかね。あれには、エントロピーのことも書かれていましたね。

五木　帯津さんが書かれている、人間にはエントロピーをリフレッシュしていく力があるというお話にも啓発されました。ただ、ある程度あと戻りさせる力はあっても、全体の流れとしては、やっぱりエントロピーの方向に行くことはしかたがない。

帯津　私が、エントロピーのことを考えるようになったのは、天安門《てんあんもん》事件の前ですから、二十年以上前のことですが、北京大学で講演をしたことがあるんです。

講演といっても、経済学部と体育学部の学生さん百人ほどの、こぢんまりしたもので、テーマは中西医結合によるガン治療でした。講演が終わるや否《いな》や、学生さんのひとりがパッと手を挙《あ》げ、「気について、あなたはどうお考えですか。気についてのあなたのご見解をお聞かせ下さい」。

これには参りました。本場中国でのことです。「大は宇宙から小は細胞まで、遍《あまね》く存在する生命の根元物質である」なんて答えてもしょうがないでしょう。一瞬、狼狽《ろうばい》しましたが、とっさに、「物質かエネルギーか、これはどちらも同じことですが、あるいは情報か原理か、いずれにしても『エントロピーの法則』と、反対方向に進むものだと考えている」と答えたんです。

通訳さんがなんと訳したらよいか、少しためらっていると、学生さんたちは英語のままわかりますから、一人が「熵《シャン》」のことだよ！ というと教室中がシャン、シャン、シャンの大合唱です。学生さんたちは、私の答えに納得してくれたようでした。

それからエントロピーの勉強をはじめました。といっても、専門書は歯が立ちませんから、一般書を次つぎと読んでいきました。なかでもいちばん印象に残っているのが、槌田《つちだ》敦《あつし》さんの『エントロピーとエコロジー』でしょうか。一般書では、エントロピーは無秩序化の指標と見なされています。この世の物事は放っておくと不可逆的《ふかぎやくてき》に、無秩序化の方向に進むというのがエントロピー増大の法則で、この法則は、この世界のすべての現象で考慮されなければならない基本法則とされています。

人体も例外ではありません。生命活動を営むために、体内では、日夜さまざまな反応が行なわれています。その反応に必要なエネルギーは、太陽から植物の光合成を経て、体内にはいってきて、それぞれの反応に即したエネルギーに変換されます。エネルギーの変換が起こるたびに、エントロピーが発生します。エントロピーが蓄積されていくと、体内の秩序が乱れて、健康が害されていきます。にもかかわらず、私たちは日々溌剌《はつらつ》として健康を維持しているのはなぜなのか。それは、エントロピーが熱や物にくっつけられて、体外に捨てられているからだというのが、有名なエルヴィン・シュレーディンガー（オーストリアの理論物理学者。一八八七―一九六一）の説です。

つまり、私たちは、汗や吐く息や大小便に、エントロピーをくっつけて捨てているというのです。そうして体内の秩序を保って、健康を維持しているのですね。

ところで、このように体内の秩序が崩れそうになったとき、自然に汗が出たり、深い息を吐いたり、大小便をもよおしたりして、体内の秩序を回復することが、昔からいわれているホメオスタシス（恒常性の維持）で、これを喚起・推進する力が、自然治癒力なのではないでしょうか。

ホリスティック医学のすすめ

五木　二〇〇五年、サザンオールスターズが『キラーストリート』という新しいアルバムを出したんです。一曲目のブルースに関して桑田佳祐《くわたけいすけ》君が、自分でライナーノーツを書いているんですが、「五木寛之さんの『大河の一滴』から影響を受けた」という言葉があって、驚きました。ああいうロックをやってるミュージシャンの人たちが、やはり死とか、人間は死後どこへ行くのか、なにが残るのかということを、慌《あわ》ただしい音楽活動のなかでも、感じたり考えたりしているんだな、と思いましたね。

そんな風に、いま、生と死の問題を、人びとがまともに考えはじめる気風が出てきたことは、喜ばしいことですね。健康に関しても、それをボディだけの問題ではなくて、マインド、心だけの問題でもなくて、その奥にあるスピリチュアルなものに対して、時代が、いまようやく、少しずつ関心をもちはじめてきたんじゃないかと。

帯津　そうですね。医療だけではなく、私たちの生き方が、ボディのほうにいっぱいに振り切ったのが二十世紀で、これからは、その振り子が反転して、マインドとスピリットの方向に向かいはじめたということなのではないでしょうか。
医学も、主としてボディを対象とする西洋医学から、ボディ、マインド、スピリットが一体となった、人間まるごとを対象とする、ホリスティック医学に向かいはじめるのも、時代の必然のように思えます。

五木　これまで、帯津さんたちがお書きになって、啓発なさってきたことが、一般の人たちにどんどん広がってきたんだと思います。むしろ専門家のほうが、遅れているのではないかという気がする。

帯津　はい。ガンの患者さんたちにも、西洋医学以外の、いわゆる代替《だいたい》療法といわれる治療法が浸透してきているんです。とくに私のところを訪れてくださったり、入院してくださる患者さんたちは、たいてい、すでになにかやっているんですよ。食事療法であったり、気功であったり、健康食品であったり。ですから、非常にスピリチュアルなことに関しても、ごく自然に受け入れているんです。
おっしゃるとおり、逆に医療の中枢《ちゅうすう》にいる方がたは、あまりやらないんです。まあ、そういってはなんですが、患者さんとのあいだのギャップは、かなりありますね。

五木　帯津さんが前からおっしゃっている、ホリスティックな立場というのは、もう、われわれ普通の人のあいだでは常識なのに、それが、学界とか医学界では常識ではないなんて、納得がいかないですね。

いま、いちばん問題なのは、現場でやっている人たちと、いわばユーザーの人たちとのあいだのギャップが、非常に大きいことです。

今日もあるところでエレベーターに乗って、階数表示が小さな英語で書かれており、色が同系色なものだから、読めないんですよ。年を取ってきて、老眼になるのは当たり前なんだから、そういう人たちに向かって、なんという不自由なデザインをするんだろうと。昨日も新しい大きなホールに行ったんですが、出演者の控室からトイレまでが、階段を下りて、まわっていかなきゃたどり着けないような、とんでもない設計なんですね。そういう意味で、病院でいうと、患者と医師のあいだ、それから読者と編集者のあいだ、あるいは国民と政治家のあいだの格差というものが、戦後六十年たっても、相変わらず埋まっていないというのが現実だと思います。

帯津　柳原和子《やなぎはらかずこ》さんというガンの患者さんで、ルポライターの方が、『がん患者学』という本を出されたときに、お会いしてお話ししたんですね。彼女はガンになって病院にはいってみて、雰囲気がちょっとおかしいなと感じたらしいんです。その場に感謝の念が漂っているのかと思ったら、そうじゃない。怒りと恨みが渦巻いている。それで、私はこの本を書く気になったんです、というお話だったんです（二一一頁参照）。「なぜでしょうか」と訊《き》かれるので、やはり患者さんの意識が変わってきて、ボディだけじゃなく、マインドとかスピリットにも目を向けてくださいよ、と考えているのに、医療者の方が、相変わらずボディだけしか見ていない。心と命のほうは、自分たちのあずかり知らないこととして、まったく関心をもとうとしない。そのあいだのギャップが、感謝の念を、怒りと恨みに変えちゃったんじゃないかという話をしたんです。彼女は、それに対して、賛成とも反対ともいってなかったですけどね。

五木　そういうことなんでしょうね。

帯津　ですから、もっと患者さんがのびのびとできる環境、そういう「場」がつくれれば、病気もよく治る、というと簡単過ぎますけど、もう少し、経過のいい人が増えてくると思うんです。特効薬が出なくても、患者さんがはいると、ホッとするような医療の「場」があれば、ずいぶんちがってくるでしょう。いま、ホッとしませんね、ピリピリしちゃう。ガンなどの病気になって病院を訪れると、いろんな恐怖とか、悲しみにつつまれてしまいますからね。だから、そういうところから変えていかなきゃいけないと、うちの病院も、なんとかそういう方向に持っていきたいと思っているんです。

私たちは、電磁場や重力場のなかで生きているわけですが、電磁場や重力場は、外界から連続して、私たちの体内にも存在します。それだけでなく、まだ発見あるいは実証されていないとはいえ、もっと生命に直結する「気」のような物理量が分布して、たとえば「気場」を形成していることは、十分に考えられることですよね。「気場」というのは、まだ時期尚早ですから、とりあえず、私はこれを「生命場」(命の場)と呼んでいます。

その生命場のエネルギーが生命＝ソウルで、このエネルギーがなんらかの理由で低下したとき、これを回復すべく、その場に備わっている力を、私たちは「自然治癒力」と呼んでいるんです(二四二頁参照)。

生命場も外界の一部ですから、自然治癒力を高めるためには、エネルギーの高い場のなかに身を置かなくてはならないんですよ。医療の場のエネルギーが高まって、はじめて効果も生まれるというものなんです。

五木　柳原さんのお書きになった『百万回の永訣《えいけつ》――がん再発日記』という新しい本を読んで感心したんですが、じつによく勉強なさっているんですね。医師と対等にというより、パソコンなんかを使った情報の入手は医師以上に早い。

一方で、良心的で、患者に信頼されて繁盛しているいいお医者さんというのは、なかなか勉強している暇がないんです。日常の診察で目が回るほど忙しいから。そうすると、われわれのほうが新しい医学情報を知っていることが、しばしばある。こんなバカなこと、あり得ないでしょう。

帯津　ほんとうですね。そういうことはあるかもしれない。

五木　何年か前、「男の更年期はある」と頑張《がんば》っていっていたんですけど、「男に更年期なんてないよ。俺たちは、そういうことは大学で習ったことがなかった」と、友人の医者たちに一笑に付されました。「四十年前に大学で習ったとか、まだ、そんなことをいってるのか」と、私は思ったのですが。時代は変わっているのに進歩していません。だいたい、そんなものですよ。

その点、柳原さんは、もっとも良心的で、しかも優れた手腕を持った医者たちとめぐり合っているんですね。うらやましいような感じさえしました。普通一般には、われわれは、とんでもない人たちと向き合って医療の現場にいるわけですから。

帯津　そうですねえ、医師の人間性ということになると、お恥ずかしいかぎりです……。

医師に、なにをおいてもまず求められるのは、自らの生命場のエネルギーを高めつづけるのだという高い志《こころざし》と、目の前の患者さんを、一歩でも良くしていくのだという覚悟のほどなのではないでしょうか。まだまだですねえ。

五木 「失敗は成功の母」というけれど、失敗を重ねなければ、一人前のいい医者になれない。でも、失敗される患者のほうはどうなるんですか。

帯津 ガンの治療に中国医学をなんとか導入しようと思って、一九八〇年に中国に行ったんですね。北京市立のがんセンターみたいな病院に招聘《しょうへい》されて。いちばん最初に感じたのは、中国の外科医の手術が、非常にうまいということです。手際がよくて、全然、血を出さない。どうして、こんなにうまいんだろうと、その旅のなかで考えたんですが、やっぱり西洋医学の医師が少ないので、ひとり当たりの患者さんが多いんですよ。だから練習になっちゃうんです。

五木 中国だと、たくさんの、まあ実験というか、そういうことがどんどんできるということですね。ふーん。

帯津 じつは、アメリカの雑誌に載《の》っていた、北京のお医者さんが書いた論文の手術の成績がものすごくいいので、これは気功かなにか、中国医学的なことをやってるな、と思って見に行ったんですけどね。でも、そっちのほうは、あまり見るべきものがなくて、手術のうまさにびっくりしたというわけなんです。

五木　自衛隊は、実弾を射撃する予算を非常に節約して、練習するといっても少ししか撃てない。ミサイルだって空撃ちの演習しかできないでしょう。いくらでも実弾を使っていい国と、これで予算いくらなどと考えて、一回三発とかいっているのと全然ちがいますよ。だけど困ったもんです。相手が人間ですからねえ。

食養生でいちばん大切なこと

五木　すでに本篇でも述べましたが、最近は、大豆イソフラボンとかアガリクスとか、体にいいのか悪いのか、情報がむちゃくちゃじゃありませんか。牛乳は絶対だめだという本も出たし、野菜繊維をうんととる人と、そうじゃない人を検査して、全然関係ないという結果が出たり。北極に住んでいる人たちは、野菜を食べなくたって暮らしていけるわけだし、モンゴルやチベットのほうに行くと、ヤクのお乳とトウモロコシのスープを食べて、一生暮らす人もいる。その国、その人それぞれですよね。

帯津　命のことなんか、まだ、人間の体でいえば、足の底からくるぶしぐらいまでしか分かっていないですからね。命に対して、もっと畏敬《いけい》の念をもたなければならないと思います。命、この未知なるもの、に対する畏敬の念です。

ですから、とても断定できる世界ではないんですよ。もっと、おずおずと語らなければならないのに、医師も代替《だいたい》療法者側も、断定しすぎます。「あと三カ月の命です」とか、「これを服用すれば治りますよ」とか……。ほんとうに腹が立ちますよ。

五木　比叡山《ひえいざん》で、千日回峰《せんにちかいほう》の行者さんや、それを終えられた、大阿闍梨《あじゃり》の方にお会いしたことがあるんです。千日回峰という、あのものすごいエネルギーを出さなきゃいけない修行のなかで、とっているカロリーというのが、うどん一玉と茹《ゆ》でジャガイモ二つと、豆腐半丁を一日二回、それを二年間。どう考えても、インプットするカロリーと、出ていくエネルギーがちがうんですよ。あれは不思議。

帯津　食事というのは、ガンの患者さんにとっても、ひとつのテーマになるわけです。たとえばマクロビオティック（季節のもの、その土地で産出するものを中心に、和の調理法で行なう食養法。原則として動物性の食材は排除する）にしても、ゲルソン療法（三一一頁参照）にしても、いろいろな方法があります。日常的に、なにを食べたらいいかというのが、常に考えるべき対象になるんです。

私の場合も、西洋医学だけやっていたときには、なにを食べてもいいという態度でした。基本的に医療者側が、あまり食事に関心をもちませんから。大学でも、糖尿病の人はどうだとか、高血圧の人はどうだというのは教えますけど、人間はなにを食べるべきかなんて教えてくれませんし。その後、病院をはじめて、ホリスティックに診《み》ていこうとしたときに、食の問題で苦労しました。結局は、幕内秀夫《まくうちひでお》さんという管理栄養士の指導で、和食の粗食に落ち着いたんですけどね。

五木　この本でもたびたび登場する、『粗食のすすめ』という本を書かれた方ですね。

帯津　はい。それで、玄米菜食を出したり、漢方のお粥《かゆ》を出したりしていたんですが、やっぱり決めつけるものではないなあ、一人ひとりちがうなあということも、わかってきました。食というのは万人向きじゃない、人によって異なる個性的なものだという考えに変わりつつあります。ですから、五木さんがおっしゃるように、あるがままにやるということでいいんだと、いまは思っています。

ですから、帯津三敬病院の食事療法も、厳格な食養生をやっている人から見ると、あいつのとこはだめだっていわれるくらい、いいかげんになってきているんですよ。

五木　ほう。そうなんですか。

帯津　和食の粗食を、幕内さんが指導する。そうすると患者さんは、いい話を聞いたと帰るわけです。その後、私のところへ定期的に受診に見えますよね。何回かきているうちに、もじもじしながら私に聞くんです。「幕内さんの指導では、肉はあまり食べないようにいわれたんですけど、先生、少しなら、どうでしょうか」と。私は食べなさいというんですよね。毒を食べるんだから、どうせなら、うまいものを食べないと損だ、うまいものを食べなさいと。ただし、月のうちの何日か決めて食べて、あとは幕内さんのルールを守ったらどうですかというと、みな、にっこり嬉しそうな顔をして帰りますよ。

五木　それでいいみたいですね。やっぱり、制限するだけじゃなくて、人生には喜びがないと。帯津さんの「帯津イズム」の面白さというのは、そのゆるやかさにあると思う。薬というのは、かならず毒がありますよね。だから副作用のない薬は効《き》かない。物事というのは、かならず七分《ぶ》・三分か、六分・四分か、マイナス面もある。ですから、肉を食べることのマイナスと、でも肉を食べて、体中の細胞が沸《わ》き立つような喜びを感じることのプラスを差し引きして、プラスのほうが多いと思えば、そのほうがいいじゃないですか。トータルで考えることですよね。

帯津　ええ、そうなんですね。食養生を語るとき、食材を吟味《ぎんみ》することももちろん大事なのですが、いちばん大事なのは「心」ではないでしょうか。「うまい！」という、心のときめきが、どれだけ生命場を煮《に》えたぎらせ、自然治癒力を喚起《かんき》させるか……。それははかり知れないものがありますよ。

私はよく、谷中《やなか》の蕎麦屋さんで飲むんですが、飲みはじめは、最後はとろろ蕎麦で締《し》めくくろうと思っているんです。もちろん体のためを思って。飲んでいるうちに、ぐらついてきて、チラチラとカツ丼が頭をよぎるようになってきます。そして結局は「カツ丼、ください！」になってしまうんですよ（笑）。

体に良くないことをしてしまったという、内心忸怩《じくじ》たるものが、いささかあるのですが、熱々のカツ丼を前にしたときのときめきは、とろろ蕎麦では、得られませんものね。

五木　親友の医師なんですが、煙草をやたら吸うんですよ（笑）。以前は、「やめたい、やめたい」といいながら吸っていたんですが、最近はいわなくなりました。仕事が一段落ついたときに吸う一服、さあ、やろうと思うときに吸う一服。このニコチンで体が汚染されるとか、血管が収縮するとかということは、わかっているけど、そのときに感じる安堵《あんど》感や、ストレスから解放される感じ。それから血圧を上げて、さあ、やろうという気持ちにさせる。この効用と、差し引くと害はあっても、このほうがいいと納得したといって吸っていますね。

帯津 私も煙草のことは、よく患者さんのご家族からいわれるんです。私自身はもともと吸わないんですけど、ある患者さんの奥さんから「この人は、煙草をやめなくて、もう、しようがない。先生から、もっときびしくいってください」っていわれましてね。一日に何本、吸うんですかと聞いたら三本だっていうんです。だったら、その三本を、一本ずつものすごく楽しんで喫《の》むんじゃないでしょうか。これは、養生になると思うんです。まず、朝一本目をいつ喫むか、で、喫んだあと、あと二本、これをいつ喫むかって、この楽しさは、ほかにない。

五木 それは、喫んでるときの恍惚《こうこつ》感もあるでしょうけど、期待感がいいんですね。

帯津 お酒についても、同じことがいえます。本篇でもいいましたが(五九頁参照)、たとえガンの手術を終えた患者さんでも、飲みたい、というなら無理には止めません。家でおいしいものを食べて、楽しみながら飲むという程度ならかまいませんよ、と。

あれもだめ、これもだめと、無理に我慢《がまん》することで、ストレスをため、精神的に不安定になると自然治癒力を低下させることにつながるでしょう。私なんかも、仕事を終えて、夜、一杯やるのが、最大の楽しみなんです。

李白《りはく》が「三盃大道《さんばいだいどう》に通じ、一斗《いっと》自然に合《ごう》す」と詠《よ》んでいるように、酒は昔から養生法のひとつなんですね。酒は気持ちをリラックスさせ、体を温《あたた》めます。いまをときめく新潟大学の安保徹《あぼとおる》教授の研究によれば、これはどちらも、リンパ球を増やして免疫力を高めることになります。安保先生が、酒は養生法であるということを、現代医学的に証明してくれたのですからありがたいですよ。

養生法である以上、一日たりとも休んではいけません。休肝日《きゅうかんび》なんてもってのほかなんです（笑）。身をもって実践しているのでまちがいありません。だから「健康法は？」と問われると「朝の気功に夜の酒」と答えるようにしています。

五木さんは、お酒はどうですか。

五木　お酒は、焼酎《しょうちゅう》の水割りを一杯、飲むか飲まないかですね。昔は、文壇酒豪番付の張出大関までいったことがあるんですが（笑）。煙草も、戦後、十三のときから吸っていましたけど、四十三でやめたんです。やめようと思ってやめたんじゃなくて、吐く息が吐けなくなってきましてね。吸うのは、吸えるんですけど。

帯津　肺気腫《はいきしゅ》かな。でも、現在は良くなっているんですから、ちがいますかね。

肺気腫というのは、簡単にいえば肺の弾力がなくなって起こる病気ですから、いったん落ちた弾力が回復するってことは考えにくい。煙草の刺激で、一時的に肺機能が落ちたということなんでしょうかねえ。

五木　それで、地下鉄に乗れなくなってしまったんですよ。乗ると、もう息ができなくなって。それで自然と煙草から遠ざかった。ですから、酒を飲む時期は、飲む。あんまり飲まなくなるときは、自然に飲まなくなる。煙草も、まあ、吸うことが苦痛なときは、自然と離れます。そう考えてみると、禁酒にしろ、禁煙にしろ、「わが計《はか》らい」では、無理だと思うんです。これは、「自然法爾《じねんほうに》」という言葉に尽きると思うんですが、「わが計らいにあらず」という心境になれたのが、五十くらいからでしょうか。

三年ほど前、百のお寺をまわろうなどという、むちゃな計画を立ててまわっていたんです。もし途中でできなくなったら、迷惑をかけるなあとも考えたんですが、目に見えない大きな、天の声というか、他力というか、そういうものが、「お前、これをやれよ」ということで、この話が舞いこんできたのであって、こちらが「やりたい、やりたい」と、あちこちに頼みまわってやったことじゃない。そういう天命が下ったんだから、「このへんでいいよ」といわれればやめればいい。「いや、ちゃんと最後までやれ」というのが天命であれば、最後までいけるだろうと思っていました。ほんとうに、百回の旅の途中で大きな事故もなく、台風が一日ずつずれるなんていうラッキーなこともいろいろありましたけど、終わったときには、自分の「計らい」というものは、知れたものだと感じましたね。

死をどう考えるか

帯津　私は、医療のなかで、死んでいく患者さんたちとつき合いながら、なんとなく死後の世界はある。生命は死んで、肉体は滅びたあとも、虚空《こくう》に向かって還《かえ》っていくという、ひとつの大きな生命の流れがあるということを、考えるようになりました。それで、『大河の一滴』とか、五木さんの本を読んだりしますと、だいたい、同じような考えをされているんで、いつもびっくりするんですけど。自分が考えたことだと思っていると、もうだれかが考えているんですね。

五木　天が下《もと》に新しきものはなし、といいますが、ほんとうにそうですね。

帯津さんとは、共鳴する部分が、非常に多いんですが、ここは考え方がちがうなあと思うのは、人は虚空に還るとおっしゃっているでしょう。

帯津　ええ。人は、ふるさとからきて、ふるさとに帰るという考えなんです。これは、片道百五十億年と見ているんですよ、それはビッグバンから百五十億年だから。往復三百億年の生命の旅です。

五木　百五十億年の虚空へ還るって、ポエジーのある言葉ですね。

帯津　いつかは、帰ってくるんだけど、ものすごい時間がかかるわけです。

毎週金曜日の夕方、「名誉院長講話」という時間があります。毎週のことですから、あらかじめテーマを決めず、その場で思いついたことをしゃべっているんですが、いつも大勢の患者さんたちがニコニコして聞いてくれます。このようなとき、虚空のことと か、三百億年の循環の話をします。大いなる循環に思いを馳《は》せていただき、今日という一日も、この循環のなかの一日。今日という日がなければ、循環が成り立ちません。だから、今日という一日を、精一杯生きるのだということを話します。

すると、聞いている患者さんたちの顔に精気が蘇《よみがえ》り、生命が溢《あふ》れ出てくるのがわかります。そうして、私自身も癒されているのではないでしょうか。

五木　それに対して、私は、循環論なんです。真宗《しんしゅう》の思想では往還《おうげん》といいますが、一遍《いっぺん》、浄土《じょうど》に往《い》って、浄土にただずっといるわけではなくて、しばらくそこで心を休めて浄化されて、ふたたび菩薩行《ぼさつぎょう》のために地上へ戻ってくるんだということです。往っては戻り、往っては戻り。それで僕は救われたわけですよ。なぜかというと、天国というか、浄土というのは退屈そうなんだもの（笑）。

帯津　アハハハ。ずっといるには、そうかもしれません。

五木　蓮《はす》の花が咲いていて、音楽が鳴っている。自分の気に入ったジャズでも聴こえるならいいけど、モーツァルトかなにかが鳴っているのかもしれない（笑）。食べるに困らず、暑さ寒さも感じないというのは、しばらく住むにはいいかもしれないけど、永遠にそこにいるというのはどうでしょう。これは、かつて飢えとか、寒さ暑さで地獄の苦しみを得た人たちにとっては、それだけで、たしかに救いであっただろうと思われますが、現代人にとっては、あんな浄土像じゃだめですね。退屈で、とてもじゃないけど、長居《ながい》はできないだろうと思ってしまうんですよ。

どこかで、人びとは、そういう天国とか、浄土とかに憧《あこが》れつつも、このなんともいえない非情な世の中で、のたうちまわって生きていることにも、執着がありますよね。だから、親鸞《しんらん》が死んだら浄土へ行くと決めつつも、ちょっと風邪《かぜ》をひくと死ぬんじゃない

かって心配になったり、この世から去るということは、正直いって寂しいというような
ことを告白するのは、よくわかりますよね。

帯津　私が、よく本で紹介する患者さんがいるんです。この方は、現在まだ四十代の半《なか》
ばですが、三十歳のとき、胃ガンにかかります。それも相当進行した状態で発見された
のです。手術不能で、しかたがないので抗ガン剤治療です。ところが、これがよく効《き》い
て、これなら手術が可能だということになり、手術を受けます。その後、再発の兆《きざ》しに
ハラハラしながらも、いまはすっかり元気になり、モリモリと働いています。医学的に
見るとほんとうによく生還したなあと思うんですが、この方が、じつは葛飾《かつしか》・亀有《かめあり》の蓮《れん》
光寺《こうじ》のボランティア活動を一生懸命やっているんですね。その「場」が良かったのか、
あるいは親鸞に帰依《きえ》した宗教心が良かったのか、と思うんです。
　なぜ生還できたのか。それは、なにより、彼がいい場に身を置いたことによるのでは
ないでしょうか。いい内科医と、いい外科医に恵まれました。そしていい家庭に恵まれ
ました。さらにボランティア活動を通じての、「生命溢《あふ》るる」人たちとの交流です。こ
れらのいい場が、彼の内なる生命場のエネルギーを高め、きわめて困難な状況からの、
生還にいたったのではないかと考えています。

五木　私は、なにをやっても、最後のところで、「信」というものにつながらないと、だめなような気がするんです。その患者さんも、大きな「信」に触れられたんだと思いますね。

日本では、信仰とか宗教というと、怪しいという風に思われがちなんだけれど、それのないスピリチュアルなものは、あり得ませんよね。それが産土神《うぶすながみ》であっても、あるいは阿弥陀仏《あみだぶつ》でも、そういう、目に見えないものへの、畏《おそ》れとか共鳴とかが、人間の歴史のなかで、ずーっとつづいてきているんですから。

帯津　五木さんは、ご自身の死というのは、どういう風にお考えになっているんでしょうか。たとえば、どういう風に死んでいきたいと思ってらっしゃいますか。

五木　まあ、漠然《ばくぜん》としたイメージですけど、八十五まで鞄《かばん》ひとつ提《さ》げて、旅人として暮らして……いまも月の二十日くらいが旅ですけど、どこかの旅先で……。できたら一週間ぐらいで、安楽死というとイメージが悪いんだけど、もうこのへんでいいなというんで、みなさんとお別れの会をして、「それじゃ、お先に行きます」というのが理想ですね。このあいだも、仲間が死んだんですけど、悲しいという感覚はしないんですよ。「あ、じゃあ、先に行っといてくれよ、あとから行くから」ぐらいのことでしてね。

帯津さんは、ずっと現役でピンピンやっていて、最後はコロリといくのがいいと書かれてましたね。

帯津　ええ。まっしぐらに行って、どこでもいいから、パタリと倒れればいい。これは、夏目漱石《なつめそうせき》の『野分《のわき》』から、言葉を借りているんですけどね。「理想の大道《たいだう》を行き尽《つ》くして、途上に斃《たお》るゝ刹那《せつな》に、わが過去を一瞥《いちべつ》のうちに縮め得て始めて合点が行くのである」という一文があって、これはいいと思ったんです。

理想に向かって行き、斃れるまさに、その一瞬に、自分の全過去が早まわしのフィルムのように流れて、それを見ながら、自分の「生」を合点して死ぬ。いい死生観ですよね。

私は以前、死ぬときは心筋梗塞《しんきんこうそく》や脳出血などでは嫌だなあと思っていました。それは一瞬に死んでしまうのではなく、わが過去を、あれこれ思いめぐらす時間が欲《ほ》しいと思ったからです。一度訪れてみたいと思っていた場所に行ってみたり、しばらく会っていない友人に会ったり、読みたいと思いながらまだ読んでいない本を読んだり、そんな時間が欲しいなあと思っていました。

だから、ガンで死ぬのがいちばんいいかなって思って、死ぬ前に読む本をせっせと集めていた時期がありました。いまでも、古い家の一室に、うずたかく積まれています。しかし、この漱石の言葉に出会ってからは、なんで死んでもいいのだ、と思うようになりました。本を買い集めることも、まったくしなくなりました。

いまでは、斃れるまで、理想の大道を行き尽くそうと思っています。

五木　ああ、ほんとうに同感ですね。「倶会《くえ》一処《いっしょ》」という言葉を思い出します。こうしてお話ししていると、初めてお会いした気がしません。ほんとうに一晩中お話ししていたい気がしますね。ありがとうございました。

あるがままの命をいかす——おわりに

帯津良一

ホリスティック医学を求めて二十五年、いまだこれを手にしてはいない。

ホリスティック医学とは、身体、心、命が一体となった人間まるごと《ホリスティック》を、そっくりそのままとらえる医学である。理想の医学といってよいだろう。

スコットランド・グラスゴーの、ホメオパシック病院のデヴィッド・レイリー院長は、ホリスティック医学がもたもたしているから、代替《だいたい》療法が伸《の》してきたという。そうかもしれない。そうだとすると、私もその責任の一端《いったん》を負わなければならない。

代替療法とは、西洋医学以外の治療法のことである。アメリカでいうところのオルタナティブ・メディスン（Alternative Medicine）の邦訳である。大はインドのアーユルヴェーダ医学、中国医学、ホメオパシーといった、伝統と独特の体系を備えたものから、小はサプリメントにいたるまで、百花斉放《ひゃっかせいほう》、さまざまな治療法がここにふくまれる。

欧米で、一九九〇年代の初頭、代替療法は台頭《たいとう》してきた。なぜなのか。ガンやエイズ、そしてアトピー性皮膚炎などに、相も変わらず手を焼いている西洋医学に業《ごう》を煮《に》やした人びとが、西洋医学以外の治療法に、目を転じはじめたということなのではないだろうか。

代替療法は、多かれ少なかれ、心や命にはたらきかける方法である。一方、ガンのような病気は、身体《からだ》だけにかかわる病気ではなく、心にも命にも深くかかわる病気である。だとすれば、西洋医学がこれに手を焼くのは、しごく当たり前のことであり、援軍として代替療法が登場してくるのも、しごく当たり前のことなのである。しごく当たり前のことといっても、問題は山ほどある。まずは、代替療法に科学的根拠（エビデンス）が乏《とぼ》しいということである。これは、しかし代替療法の責任ではない。心や命を、まだ科学は解明してはいない。解明されていない対象に向かう代替療法に、科学的根拠が乏しいのは、しかたのないことなのである。責任は代替療法にではなく、未熟な科学にあるのである。

にもかかわらず、西洋医学は、このことを理由に代替療法を斥《しりぞ》けようとする。せっかくの援軍の手を、借りようとしないのだ。

代替療法側は代替療法側で、西洋医学に対抗すべく、いたずらにエビデンスを求めつづけている。エビデンスを追究することが、悪いといっているのではない。深追いするなといっているのである。無駄なエネルギーを費すな、といっているのである。エビデンスの乏しい分、代替療法には直観がある。ベルグソンのいう、生命の躍動から歓喜にいたる「哲学的直観」である。これを大いに駆使《くし》すべきなのである。

それでも時代は動く。欧米ではすでに代替療法に代わって、統合医学（インテグレイティブ・メディスン：Integrative Medicine）が取り沙汰《ざた》されている。

統合医学とは、西洋医学と代替療法の統合であるが、これは単なる足し算ではなく、積分のことである。合わせて、まったく新しい体系の医学を産み出そうというのである。並大抵《なみたいてい》のことではない。まだ相当な時間を覚悟しなければならない。

それでも、いつかは統合医学にたどりつく。たどりついた暁《あかつき》に、前方にホリスティック医学が姿を現わすことは、まちがいない。こうして、私たちは、ついにホリスティック医学を手にすることになるのである。

ところで、統合医学とホリスティック医学は、どうちがうのか。統合医学といい、代替療法といい、どちらも病というステージにおける方法論の問題である。

一方、ホリスティック医学は、人間まるごとだから、病というステージにとどまらず、生老病死《しょうろうびょうし》、さらには死後の世界までが対象となる。これまでの医学の概念のなかには、おさまりきるものではない。概念の大きさのちがいなのだ。

しかし、統合医学にしても、ホリスティック医学にしても、主たる対象は、心と命である。刻々と変化する内なる命の場の状況が、脳細胞というフィルターをとおして外に表現されたものが、心であると考えると、心の本体も命ということになるから、統合医学、あるいはホリスティック医学の対象は、一つにまとめて、命であるといってもよい。

そうなのだ。医学がその対象を、身体から命へと転換しはじめたのである。

医学だけではない。養生《ようじょう》もしかりである。

これまでの養生は、身体が対象であった。だから身体を労《いたわ》って、病を未然に防ぎ、天寿《てんじゅ》をまっとうするといった、やや消極的で守りの養生であった。しかも、死をもって終われりである。

これからの養生はちがう。日々、命の場のエネルギーを高めつづけ、死ぬ日を最高にもっていくのだ。積極的で攻めの養生である。しかも、死をもって終われりではない。晩年になるほど加速していき、猛烈なスピードで、死後の世界に飛びこんでいくのだ。なんとも爽快《そうかい》な養生ではないか。だから、五木寛之さんがいうように、明日死ぬとわかってもするのが、養生なのである。

攻めの養生にとって、上昇する速度は常に一定ではない。ときどき、命の場が小爆発を起こして一気に駆《か》け上がる。これがベルグソンの生命の躍動であり、心のときめきなのだ。

いつのころからか、心のときめきこそ、養生の要諦《ようてい》であると考えるようになった。そして、いま、心のときめきをさらに超《こ》えて、旅情こそ養生の核心と考えている。

私たちは虚空《こくう》より来《きた》りて、虚空に帰る旅人である。当然、旅情を纏《まと》うて生きている。旅情とは、心のときめきだけではない。喜びもあれば、かなしみもあり、寂《さび》しさもある。さまざまな思いが交錯《こうさく》しているが、要するに、しみじみとした旅の想いであり、その根底にはホーム・カミング、家に帰るという思いがある。そう、私たちは、いずれ虚空というふる里に帰るのだ。だから、ホーム・カミングであり旅情なのだ。私たちは内なる旅情を、ときに溢《あふ》れ出させ、溢れ出た相手の旅情を敬《うやま》いながら、これをときに分かち合い、ときに共有しながら生きていくのではないだろうか。

さらに、私たちの内なる命は、虚空の大いなる生命《いのち》の一部なのである。だから私たちの命は、大いなる生命の流れに身を委《まか》せて、計《はか》らいも捨て、あるがままに生きるのが、本来の姿であり、それが真の養生なのではないだろうか。

食養生にしても、ウォーキングにしても、気功にしても、計らいにはちがいない。世間では養生法とみなされている、これらの方法も、私たちが真の養生法を手にするときには、捨て去られる運命にあるのだ。

養生法とは、そもそも大いなる矛盾なのである。

本書『健康問答』で語られていることのなかには、現在の医学の常識に沿《そ》わないことも多いはずだ。この矛盾のしからしむるところと、ご理解いただきたい。現代医療の、その矛盾を明らかにしようという本書の企画のなかで、五木寛之さんという格好な先達《せんだつ》を得て、私は医者として十二分に思いを晴らすことができた。

この機会を提供して下さった平凡社編集局の高丘卓さん、ゆうゆう企画の渡辺文代さん、安藤優子さん、速記の小橋和子さんをはじめ、関係者の皆さんに心から感謝したい。

平凡社ライブラリー　695

健康問答《けんこうもんどう》

平成の養生訓

発行日…………2010年2月10日　初版第1刷

著者……………五木寛之・帯津良一
発行者…………下中直人
発行所…………株式会社平凡社
〒112-0001　東京都文京区白山2-29-4
電話　東京(03)3818-0742[編集]
東京(03)3818-0874[営業]
振替　00180-0-29639

印刷・製本……株式会社東京印書館
DTP…………株式会社あおく企画
装幀……………菊地信義・中垣信夫

ISBN978-4-582-76695-0
NDC分類番号498.3
B6変型判（16.0cm）　総ページ320

平凡社ホームページ　http://www.heibonsha.co.jp/
落丁・乱丁本のお取り替えは小社読者サービス係まで
直接お送りください（送料、小社負担）。

平凡社ライブラリー　既刊より